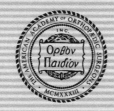

COMMUNITY LIBRARY

S0-EJW-682

American Academy of Orthopaedic Surgeons

Primeros auxilios y RCP

Básicos

Cuarta Edición

Alton Thygerson, Ed.D.
Consultor/Escritor Médico

Benjamin Gulli, MD
Editor Médico

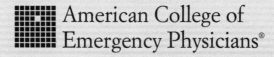

American College of
Emergency Physicians®

EDITORIAL JONES BARTLETT

Sudbury, Massachusetts

BOSTON   TORONTO   LONDON   SINGAPORE

Oficinas Centrales Mundiales

Editorial Jones y Bartlett
40 Tall Pine Drive, Sudbury, MA 01776
978-443-5000
ecsi@jbpub.com
Internet: http://www.ECSInstitute.org

Editorial Jones y Bartlett en Canadá
2406 Nikanna Road
Mississauga, ON L5C 2W6

Editorial Internacional Jones y Bartlett
Barb House, Barb Mews
London W6 W7PA, UK

Creditos de la Producción
Director Ejecutivo: Clayton E. Jones
Director General: Donald W. Jones, Jr.
Presidente de Productos Profesionales y Pedagógicos: Robert Holland
V.P., Jefe de Ventas: William J. Kane
V.P., Producción y Diseño: Anne Spencer
V.P., Manufacturero y Control del Inventario: Therese Bräuer
Editor, Asistencia de Emergencia: Lawrence D. Newell
Director de Producción: Karen Ferreira
Investigadora Fotográfica Principal: Kimberly Potvin
Diseño: Studio Montage
Composición Tipográfica: Nesbitt Graphics, NK Graphics
Ilustración: Rolin Graphics
Fotos Interiores: © Richard Nye
Foto en la página 1: © Editorial Jones y Bartlett, fotografiado por Kimberly Potvin.
Diseño de Cubierta: Kristin Ohlin
Foto de Cubierta: © Photos.com
Impresión y Cubiertas: Courier Company

American Academy of Orthopaedic Surgeons

Creditos Editoriales
Jefe Ejecutivo de Pedagogía: Mark W. Wieting
Director Editorial: Marilyn L. Fox, PhD
Gerente Editorial: Lynne Roby Shindoll
Redactor Principal: Barbara A. Scotese

Junta de Directores, 2004
Robert W. Bucholz, MD, *Presidente*
Stuart L. Weinstein, MD
Richard F. Kyle, MD
Edward A. Toriello, MD
James H. Herndon, MD
Vernon T. Tolo, MD
Frederick M. Azar, MD
Frances A. Farley, MD
Oheneba Boachie-Adjei, MD
Laura L. Tosi, MD
Peter J. Mandell, MD
Frank B. Kelly, MD
Dwight W. Burney, III, MD
Glenn B. Pfeffer, MD
Mark C. Gebhardt, MD
Andrew N. Pollack, MD
Leslie L. Altick
Karen L. Hackett, FACHE, CAE, *Ex-Officio*

ISBN: 0-7637-2887-X

© Derechos reservados 2006 de la Editorial Jones y Bartlett, Inc.

Todos los derechos reservados. Ninguna parte de esta publicacción protegida por estos derechos, puede ser reproducida or utilizada en ninguna forma, electrónica or mecánica, incluyendo fotocopia, grabación, o por ningún sistema de almacenamiento o de recuperación, sin el permiso escrito del dueño de los derechos reservados.

Los procedemientos de primeros auxilios y de RCP en este libro están basados en las recomendaciones más actuales de fuentes médicas responsables. El Consejo de Seguridad Nacional y el editor, sin embargo, no garantizan y no asumen responsabilidad de que tal información o recomendación sea correcto, suficiente o completa. Puede requerirse de medidas adicionales de seguridad u otras bajo circunstancias particulares.

Repasado y Aprobado por El Colegio de Médicos de Emergencia

El Colegio de Médicos de Emergencia (ACEP) hace todo esfuerzo para asegurar que los reseñantes de sus productos y programas sean especialistas y autoridades reconocidos en sus campos. Sin embargo, los lectores deberían estar avisados que las declaraciones y opiniones expresados en este libro sirven de guía y no deben ser construidos como normas oficiales del ACEP a menos que el contrario esté declarado. El ACEP niega a cualquier responsibilidad para las consecuencias de los acciones hechos en dependencia a dichos declaraciones u opiniones. El ACEP no sugiere que los materiales contenidos adentro sirvan de normas o procedimientos sanitarios. Para contactar al ACEP, escribe a: PO Box, 619911, Dallas, TX 75261-9911; o llame a cobro revertido a 800-798-1822, y oprime 6, o llame a 972-550-0911.

Felicitaciones en seleccionar un programa de entrenamiento para la asistencia de emergencia por la American Academy of Orthopaedic Surgeons, AAOS (Academia Americana de Cirujanos Ortopédicos). En 1971, el AAOS fue la primera en promover el programa de entrenamiento para los servicios médicos de emergencia al publicar *Emergency Care and Transportation of the Sick and Injured*, el primer programa de entrenamiento para los servicios médicos. Hoy en día, el Instituto de Seguridad y Asistenica de Emergencia continua la misma dedicación a los que responden a los crisis médicos y a los maestros que les enseñan el sendero.

Acerca del AAOS

El AAOS provee educación y servicios de gerencia administrativa para cirujanos ortopédicos y otros profesionales sanitarias. El AAOS también sirve de apoyo para mejorar el cuidado de los pacientes y mantiene al público informado de las ciencias ortopédicas. Fundada en 1933, el AAOS es una organización sin ganancia económica que ha crecido desde ser una pequeña organización de 500 miembros hasta ser la asociación de profesionales más grande del mundo que especializa en el sistema músculo-esquelético. El AAOS ya sirve aproximadamente a 24,000 miembros por el mundo.

Acerca del ACEP

El American College of Emergency Physicians, ACEP (Colegio de Médicos de Emergencia) fue fundado en 1968 y es la organización especializada en medecina de emergencia más vieja y grande del mundo. Hoy representa a más de 22,000 socios y es la sociedad especializada en medicina de emergencia con reconocimiento de ser la más conocedora en medicina de emergencia. EL ACEP le da gusto unirse con el AAOS para proveer asistencia urgente, productos de seguridad y programas de entrenamiento de un nivel de calidad excepcionalmente alto.

Acerca del Instituto de Seguridad y Asistencia Urgente de AAOS

El nombre y los programas de entrenamiento del AAOS están reconocidos y respetados mundialmente por negocios e industrias; colegios y universidades; las agencias de bomberos; servicios policiacos; y los que especializan en la asistencia de emergencia. La calidad, costo y facilidad administrativa de los programas de entrenamiento de la asistencia de emergencia están apreciados por el mundo entero.

Cada libro del entrenamiento de la asistencia de emergencia por el AAOS es el centro de enseñamiento integrado y un sistema de aprendizaje que ofrece tanto al instructor, como al estudiante y a los alcances tecnológicos un mejor apoyo para que los instructores preparen a los estudiantes. Los suplementos del instructor producen experiencia práctica e inmediata qu ahorran tiempo como las presentaciones de PowerPoint, Videos y DVDs, y aprendizaje de larga distancia basado en el Internet. Los suplementos del estudiante están diseñados para ayudar a los estudiantes a memorizar la información más importante y para asistirlos en la preparación de examenes. Además, un componente importante para los sistemas de enseñamiento y aprendizaje son los recursos tecnológicos que producen actividades internas y simulaciones para ayudar a los estudiantes a responder en una manera eficaz en caso de emergencia.

El Instituto de Seguridad y Asistencia de Emergencia es una organización educativa creada con el propósito de producir la más elevada calidad de entrenamiento para las personas sin ningún entrenamiento previo y también a los profesionales en las áreas de primeros auxilios, RCP, DAE, patogénicos transmitidos por la sangre, y otros aspectos de la salud pública. El contenido de los materiales de entrenamiento usados por el Instituto de Seguridad y Asistencia de Emergencia está aprobado por AAOS y ACEP, dos de los nombres más respetados en cuanto al tratamiento de lastimaduras, enfermedades, y a la asistencia de emergencia.

Los documentos indicando la satisfacción y el reconocimiento por haber terminado el curso se otorgarán a quienes cumplieron con los objetivos y requerimientos para pasar el curso. Un certificado por haber terminado el curso satisfactoriamente será indicado en la tarjeta de terminación del curso ortogada por el Instituto de Seguridad y Asistencia de Emergencia.

Contenido

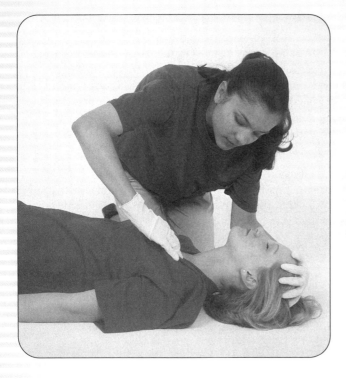

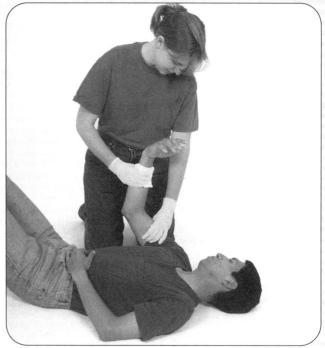

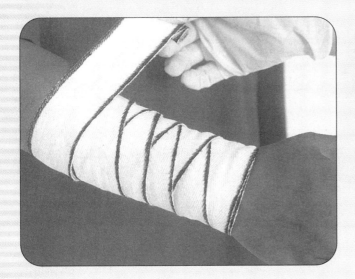
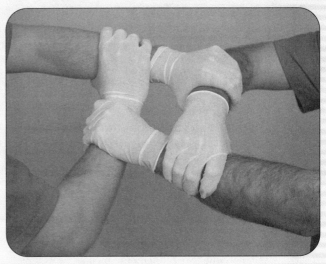

Sus conocimientos de primeros auxilios y RCP

Compruebe su conocimiento actual. Lea cada frase y coloque su respuesta en la columna Pre-chequeo. Después de leer este manual, y completado su curso, lea de nuevo las frases y coloque su respuesta en la columna Post-chequeo. Compare las respuestas y vea cuánto ha aprendido.

Frases	Pre-chequeo			Post-chequeo		
1. La mayoría de las comunidades tienen 9-1-1 como número telefónico de emergencia.	C	F	Incierto	C	F	Incierto
2. Dolor de pecho es uno de los síntomas de ataque cardiaco más frecuentes.	C	F	Incierto	C	F	Incierto
3. Alguien que tose fuertemente puede estar atragantado y se le pueden ser administrar empujones abdominales.	C	F	Incierto	C	F	Incierto
4. Víctimas insensibles sin respiración deben ser acostadas de lado.	C	F	Incierto	C	F	Incierto
5. La RCP requiere que el auxiliador de 5 presioncs del pecho y un soplo de rescate.	C	F	Incierto	C	F	Incierto
6. Soplos de rescate pueden ser dados a cualquier víctima insensible sin respiración.	C	F	Incierto	C	F	Incierto
7. Abra la vía respiratoria de la víctima inclinando la cabeza de ésta hacia atrás y levantándole la barbilla.	C	F	Incierto	C	F	Incierto
8. Presión directa y elevación pueden controlar muchas lesiones relacionadas con derramamiento de sangre.	C	F	Incierto	C	F	Incierto
9. Calor debe ser aplicado rápidamente para reducir hinchazón a cada lesión muscular, ósea o circulatoria.	C	F	Incierto	C	F	Incierto
10. Aplicación de mantequilla es un tratamiento efectivo para las quemaduras de primer grado.	C	F	Incierto	C	F	Incierto
11. Un objeto clavado en el cuerpo debe ser removido para que la hemorragia pueda ser contenida.	C	F	Incierto	C	F	Incierto
12. A veces se usa un entablillado para estabilizar (reducir el movimiento) a una fractura ósea.	C	F	Incierto	C	F	Incierto
13. De las víctimas de lesiones, la mayoria requiere un examen médico completo.	C	F	Incierto	C	F	Incierto
14. Debe darse azúcar a una víctima consciente cuando haya sospecha de emergencia diabética.	C	F	Incierto	C	F	Incierto
15. Puede ser que el centro de control de venenos le mande a administrar carbon activado a una persona que haya ingerido una sustancia corrosiva o venenosa.	C	F	Incierto	C	F	Incierto
16. Debe aplicarse hielo a heridas por mordedura de serpiente.	C	F	Incierto	C	F	Incierto
17. Frote o dé masaje a cualquier parte congelada para que se recaliente rápidamente.	C	F	Incierto	C	F	Incierto
18. Deben darse tabletas de sal a las víctimas de emergencia por calor.	C	F	Incierto	C	F	Incierto
19. Hipotermia ocurre solamente a temperaturas bajo cero grados.	C	F	Incierto	C	F	Incierto
20. La piel muy caliente es indicativa de agotamiento por calor.	C	F	Incierto	C	F	Incierto

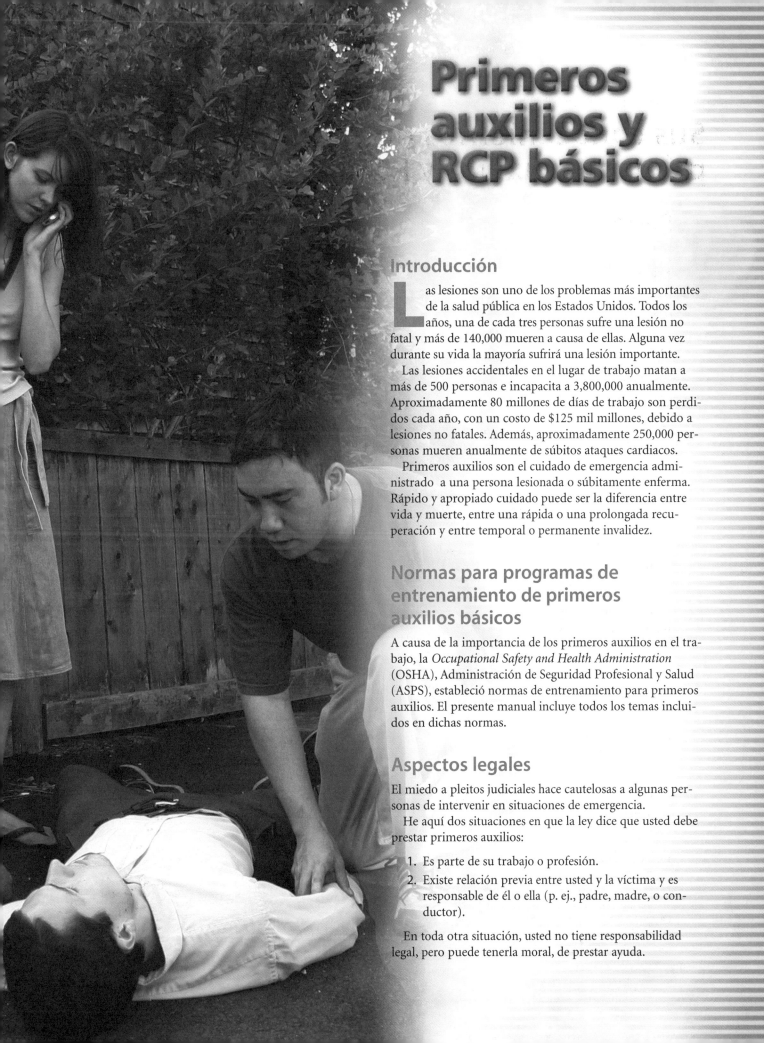

Primeros auxilios y RCP básicos

Introducción

Las lesiones son uno de los problemas más importantes de la salud pública en los Estados Unidos. Todos los años, una de cada tres personas sufre una lesión no fatal y más de 140,000 mueren a causa de ellas. Alguna vez durante su vida la mayoría sufrirá una lesión importante.

Las lesiones accidentales en el lugar de trabajo matan a más de 500 personas e incapacita a 3,800,000 anualmente. Aproximadamente 80 millones de días de trabajo son perdidos cada año, con un costo de $125 mil millones, debido a lesiones no fatales. Además, aproximadamente 250,000 personas mueren anualmente de súbitos ataques cardiacos.

Primeros auxilios son el cuidado de emergencia administrado a una persona lesionada o súbitamente enferma. Rápido y apropiado cuidado puede ser la diferencia entre vida y muerte, entre una rápida o una prolongada recuperación y entre temporal o permanente invalidez.

Normas para programas de entrenamiento de primeros auxilios básicos

A causa de la importancia de los primeros auxilios en el trabajo, la *Occupational Safety and Health Administration* (OSHA), Administración de Seguridad Profesional y Salud (ASPS), estableció normas de entrenamiento para primeros auxilios. El presente manual incluye todos los temas incluidos en dichas normas.

Aspectos legales

El miedo a pleitos judiciales hace cautelosas a algunas personas de intervenir en situaciones de emergencia.

He aquí dos situaciones en que la ley dice que usted debe prestar primeros auxilios:

1. Es parte de su trabajo o profesión.
2. Existe relación previa entre usted y la víctima y es responsable de él o ella (p. ej., padre, madre, o conductor).

En toda otra situación, usted no tiene responsabilidad legal, pero puede tenerla moral, de prestar ayuda.

Principios legales pueden ayudarle a protegerse de pleitos, siempre que tome estas precauciones:

- Ayuda voluntariamente.
- Informe a la víctima de quién es usted.
- Consigua permiso (consentimiento) para ayudar.
- Pide a los padres o responsables de la víctima consentimiento para ayudar a su hijo/hija.
- Tiene consentimiento implícito si la víctima no puede responder y los padres o responsables no pueden ser localizados.
- NO abandone a la víctima una vez haya empezado a ayudarla.
- Dé primeros auxilios adecuados; no haga nada para lo que no haya sido entrenado.

En muchos estados, Leyes del Buen Samaritano cubren al personal médico e incluyen a legos en primeros auxilios. Esas leyes especifican que si usted ayuda voluntariamente y sin compensación en una emergencia, no puede ser responsabilizado a menos que se aparte de las normas reconocidas o lesione gravemente a la persona mientras la ayuda. Compruebe en la biblioteca de su localidad o consulte a un abogado sobre protección legal en su estado.

Precauciones contra enfermedades

El miedo a contraer una enfermedad hace que algunas personas eviten prestar primeros auxilios. Sin embargo, lo cierto es que raramente un auxiliador contrae la enfermedad de una víctima. ▼Figura 1

Tome las siguientes precauciones para reducir el riesgo de contraer la enfermedad de una víctima cuando preste primeros auxilios a ésta:

1. Póngase guantes para examen médico cuando pueda tocar sangre o líquidos corporales. Si esos guantes no están a su disposición, use cualquier cosa que pueda prevenir que sangre o líquido entre en contacto con su piel (p. ej., bolsas plásticas, tejidos gruesos).
2. Use alguna barrera cuando administre respiración recuperadora.
3. Tenga cuidado cuando maneje objetos afilados.
4. Lávese las manos con agua corriente y jabón inmediatamente después de ayudar a una víctima. Si no hay agua ni jabón disponibles, use toallas antisépticas para la piel.

5. Si ha estado expuesto a sangre o líquidos corporales, comunique el incidente a su supervisor (si ocurrió en su lugar de trabajo). De no ser así, póngase en contacto con su propio médico.

Use el siguiente procedimiento para limpiar un derrame de sangre tan pronto como sea posible.

1. Póngase guantes de examen médico y otros elementos de protección personal.
2. Limpie el derrame con toallas de papel u otro material absorbente.
3. Moje el sitio con lejía diluida (100 ml. de lejía en 4 l. de agua) después de haberlo limpiado. Deje que la solución de lejía permanezca en el sitio durante 20 minutos.
4. Use una bolsa con etiqueta indicativa de peligro biológico para disponer de los materiales utilizados en la limpieza del derrame

Cómo llamar al Servicio Médico de Emergencia (SME)

ASPS requiere que los números telefónicos de emergencia estén visiblemente situados junto a cada teléfono. Además, éstos figuran en interior de la cubierta delantera de las guías telefónicas. En la mayoría de las áreas use 9-1-1 para conseguir acceso a los SME. ▼Figura 2

Cuando llame por ayuda esté preparado para dar al expedidor la siguiente información:

- su nombre y número de teléfono
- locación exacta o dirección
- una descripción de lo ocurrido
- el número de víctimas
- la condición de la/s víctima/s y cualquier primer auxilio prestado.

¡Cuidado!

NO desconecte el teléfono hasta que lo haya hecho el expedidor.

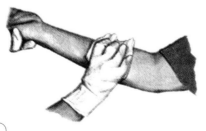

Figura 1

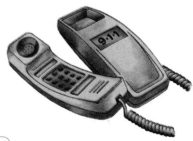

Figura 2

Búsqueda de cuidados médicos

El Colegio Americano de Médicos de Emergencia (CADE) recomienda que quienquiera que experimente cualquiera de las siguientes condiciones sea transportado inmediatamente en ambulancia o vehículo privado a un establecimiento médico:

- desvanecimiento
- dolor de pecho o presión abdominal
- mareo repentino, debilidad o cambio en la visión
- respiración difícil o pérdida del aliento
- vómito severo o persistente
- súbito dolor agudo en cualquier parte del cuerpo
- tendencias suicidas u homicidas
- hemorragia que no cesa después de 10 ó 15 minutos
- herida abierta con bordes que no se unen
- problemas con movimiento o sensación después de una lesión
- cortes en las manos o la cara
- heridas por punción
- la posibilidad de que cuerpos extraños, tales como cristal o metal, hayan penetrado una herida
- muchas mordeduras de animales y todas las mordeduras humanas
- alucinaciones y confusión de pensamientos
- cuello rígido asociado con fiebre o dolor de cabeza
- estupor o conducta atolondrada acompañados de fiebre alta que no es aliviada con acetominofén o aspirina
- diferente tamaño de las pupilas, inconsciencia, ceguera o vómito repetido después de lesión en la cabeza
- lesiones espinales
- quemaduras severas
- envenenamiento
- dosis excesiva de droga

Botiquín de primeros auxilios

La ASPS dispone que todos los lugares de trabajo tengan un botiquín de primeros auxilios debidamente accesible y surtido. El contenido de éste debe ser determinado en consulta con un médico. Algunas industrias tienen requerimientos específicos para la localización y contenido del botiquín, pero la tabla en esta página muestra un ejemplo de lista de elementos para el mismo.

- resistente a impactos y de material duradero que lo proteja de la humedad, el polvo y la contaminación
- portátil y fácilmente transportable con un asa
- de tamaño suficiente para que contenga todos los elementos de la lista

Surtido para botiquín de primeros auxilios en el lugar de trabajo*

		Cantidad Mínima
1.	Tiras adhesivas de vendaje (25 × 75 mm)	20
2.	Vendas triangulares (muselina, 90 × 100, 100 × 125 a 140 cm)	4
3.	Parches de gasa esterilizada para los ojos (80 × 100 cm)	2
4.	Parches de gasa esterilizada (20 × 25 cm)	6
5.	Parches estériles no adhesivos	6
6.	Parches estériles para trauma (13 × 23 cm)	2
7.	Parche estéril para trauma (20 × 25 cm)	1
8.	Rollos de gasa estéril adaptable de 15 cm de anchura	3
9.	Rollos de gasa estéril adaptable de 10 cm de anchura	3
10.	Cinta impermeable (5 mm × 1,5 m)	1 rollo
11.	Cinta adhesiva porosa (5 cm × 1,5 m)	1 rollo
12.	Rollos de vendaje elástico (10 × 90 cm de anchura)	1 de cada
13.	Toallas antisépticas para la piel, envueltas separadamente	10
14.	Guantes de calidad médica para exámenes (medianos, grandes y extra-grandes) de acuerdo con lo requerido por la FDA	2 pares de cada tamaño
15.	Barrera para la boca, bien máscara facial con válvula en una dirección, y que pueda ser desechada	1
16.	Paquetes fríos instantáneos desechables	2
17.	Bolsas plásticas recerrables (de 1 litro)	2
18.	Entablillado acolchado maleable (entablillado SAM, 10 × 90 cm)	1
19.	Manta de emergencia Mylar	1
20.	Tijera paramédica (con un filo serrado)	1
21.	Pinza para astillas (aproximadamente 7,5 cm de larga)	1
22.	Bolsa para materiales con peligro biológico (de 12 litros de capacidad)	2
23.	Manual de primeros auxilios y RCP y lista de números telefónicos locales de emergencia	1

*En esta lista no se incluyen ungüentos sin receta, pomadas o medicinas para uso interno; consulte al director médico de su empresa al respecto.

- claramente marcado como botiquín con palabras o símbolos
- inspeccionado con regularidad para que esté completo, en buena condición y al día.

Evaluación de la víctima

Examen de la escena

El primer paso en cualquier situación de emergencia es examinar la escena del accidente. Las siguientes normas son aplicables a la mayoría de los casos:

1. Hágase cargo de la situación. Si alguien ya lo ha hecho, pregúntele si puede ayudarle. Si sospecha posibles lesiones de la cabeza o espinal, dígale a la víctima que no se mueva.
2. Grite pidiendo ayuda para atraer espectadores.
3. Esté atento a peligros posibles. Si la escena no es segura, asegúrela; si no le es posible, no entre en ella.
4. Determine el número de víctimas.
5. Determine la posible causa de la lesión o la naturaleza de la enfermedad de cada víctima (vea la sección siguiente).
6. Identifíquese como auxiliador y obtenga consentimiento para ayudar.

Mecanismos significativos (causas) de la lesión

Las situaciones que siguen a continuación son aquellas en las cuales un mecanismo significativo de la lesión puede sospecharse:

- Caídas de más de tres veces la estatura de la víctima.
- Colisión de vehículos con expulsión, vuelco, velocidad, un peatón, o motocicleta o bicicleta.
- Víctima insensible o en estado mental alterado.
- Penetraciones de la cabeza, el pecho o el abdomen (p. ej., puñalada).

Evaluación inicial

La evaluación inicial de la víctima identifica de inmediato las condiciones que ponen en peligro su vida, tales como la vía respiratoria, la respiración y la circulación (VRC) que pueden causarle la muerte en minutos sin el cuidado apropiado. **Técnica exploratoria▶**

Inicie la evaluación, tratando de obtener respuesta dirigiéndose a la víctima. Si ésta responde, él o ella respira y su corazón late.

Vía respiratoria

Si la víctima puede hablar o llorar, la vía respiratoria está abierta. Si la víctima no puede hablar, llorar o toser fuertemente, la vía respiratoria está posiblemente bloqueada. Despeje el conducto bloqueado por medio de empujones en el abdomen (maniobra Heimlich).

Respiración

Las víctimas con dificultad en mover aire y que respiran menos de ocho veces por minuto o más de 24, necesitan cuidado.

Secuencia de evaluación de la víctima

+ Determine si responde.
+ Haga una evaluación inicial (VRC).

Víctima lesionada:
1. Mecanismo significativo de la lesión
   a. Examen físico (de cabeza a pies)
   b. Historial
2. No hay mecanismo significativo de la lesión
   a. Examen físico (examine sólo la queja)
   b. Historial médico

Víctima enferma:
1. Responde:
   a. Historial médico
   b. Examen físico (examine sólo la queja)
2. No responde:
   a. Examen físico (de la cabeza a los pies)
   b. Historial (de los espectadores).

Circulación

Una víctima que responde tiene latidos y circulación normales. Los síntomas de circulación normal son la respiración, el movimiento y las condiciones normales de la piel (temperatura y color). Compruebe si hay sangre en abundancia sobre el cuerpo de la víctima. Abundante pérdida de sangre requiere cuidado inmediato.

Historial de la víctima

Información importante sobre la condición de la víctima puede ser conseguida de ésta y, posiblemente, de miembros de su familia, siguiendo la técnica a continuación:

Preguntas importantes sobre el historial médico

Descripción	Preguntas modelo
Síntomas	"¿Qué le pasa?" (es la queja más común).
Alergias	"¿Es usted alérgico a algo?"
Medicinas	"¿Está tomando algunas medicinas? ¿Para qué son?"
Historial médico	"¿Ha tenido antes este problema? ¿Tiene otros problemas médicos?"
Última ingestión	"¿Qué es lo último que comió o bebió? ¿Cuándo?"
Suceso que llevó a la lesión o enfermedad	"¿Cómo se lesionó?" o "¿Qué causó este problema?"

Examen físico

Haga un examen físico mirando y palpando diferentes partes del cuerpo empezando por la cabeza y terminando en los pies por:

D = Deformidades.
H = Heridas abiertas.
S = Sensibilidad.
H = Hinchazón.

Use DHSH para memorizar el mirar y sentir anomalías en diferentes áreas del cuerpo, empezando por la cabeza y acabando en los pies. La mayoría de las víctimas no requerirán un chequeo desde la cabeza a los dedos de los pies. En cambio, podrán decirle cuál es su problema principal y usted podrá dirigir su atención a esa zona.

(Examen práctico▶)

Etiquetas de identificación médica

Una etiqueta de alerta médico (brazalete o collar) tiene inscritos los problemas médicos de la persona que la lleva y un teléfono al que llamar 24 horas. Busque una etiqueta de alerta cuando examine a la víctima; tal información puede ayudarle en ocasiones a identificar qué la aqueja.

Tratamiento de obstrucción

Si una persona está consciente y no puede hablar, respirar o toser es posible que esté atragantada. Siga los siguientes pasos para evaluarla y cuidarla:

Obstrucción (atragantamiento) en adultos conscientes y niños

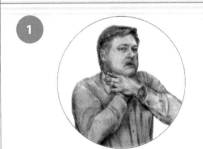

1. Chequee a la víctima por obstrucción.

   Pregunte: "¿Está atragantado/a? ¿Puede hablar?"

   Una víctima de obstrucción no puede hablar, respirar o toser, y puede que se agarre el cuello con las manos.

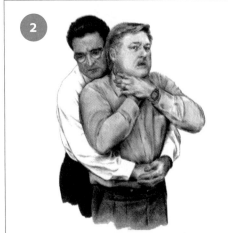

2. Dé a la víctima empujones abdominales (maniobra Heimlich).

   Coloque un puño contra el abdomen de la víctima un poco más arriba del ombligo.

   Agarre el puño con la otra mano y presione el abdomen de la víctima con empujones rápidos hacia arriba y abajo.

   Continúe los empujones hasta que el objeto sea expulsado o hasta que la víctima esté consciente.

   Dé empujones en el pecho en vez de en el abdomen a mujeres en las últimas etapas de embarazo o a víctimas obesas.

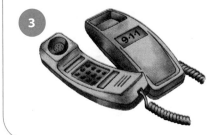

3. Si la víctima pierde consciencia:

   Llame al teléfono 9-1-1 o de emergencia para activar el sistema SME (o envíe a alguien que lo haga).

   Chequee a la víctima y empiece la RCP si es necesario.

   Cada vez que abra la vía respiratoria para soplar, mire por si hay algún objeto en la garganta y, si lo ve, remuévalo.

Observe y aprenda

Inspección primaria

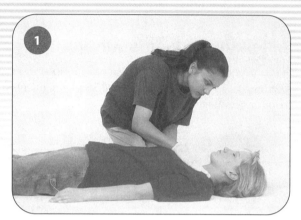

1. ¿Responde? Toque y grite.

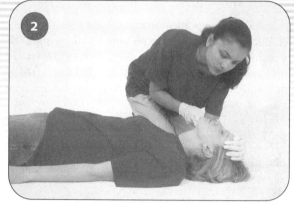

2. ¿Vía respiratoria abierta? Cabeza inclinada, barbilla levantada.

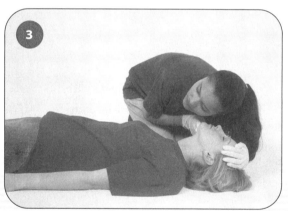

3. ¿Respira? Mire, escuche y sienta.

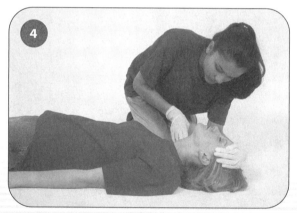

4. ¿Circulación? Chequee por signos de circulación.

Observe y aprenda

Examen físico: Lesión
Inspeccione brevemente mirando y palpando por DHSH por todo el cuerpo

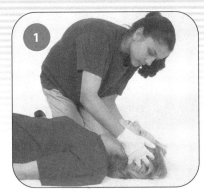

1. Cabeza: Chequee el cráneo y el cuero cabelludo. Mire y palpe por DHSH. Busque fluido claro en los oídos (fluido cerebroespinal).

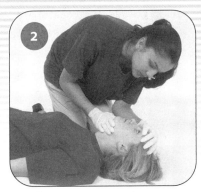

2. Ojos: Abra cuidadosamente los dos ojos y compare las pupilas; éstas deben ser del mismo tamaño. Compruebe si reaccionan a la luz.

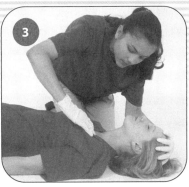

3. Cuello: Busque y sienta cuidadosamente por DHSH. Compruebe si lleva collar de alerta médico.

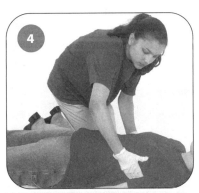

4. Pecho: Chequee por DHSH. Presione con cuidado el pecho por si hay costillas rotas.

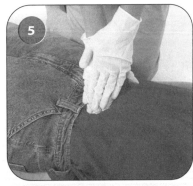

5. Abdomen: Chequee por DHSH: Presione cuidadosamente los cuatro cuadrantes abdominales.

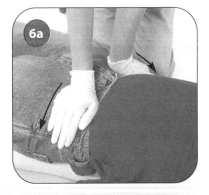
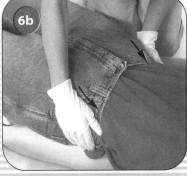

6. Pelvis: Chequee por DHSH:
   a. Presione cuidadosamente hacia abajo sobre la parte superior de las caderas por si causan dolor.
   b. Presione una cadera contra la otra por si esto causa dolor.

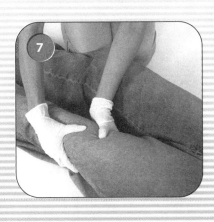

7. Extremidades: Compruebe la extensión de ambas, brazos y piernas por DHSH. Chequee por CSM: circulación (pulso), sensación, movimiento.

Soporte vital básico
salvamento respiratorio de adultos y niños y RCP

Si ve a una persona inmóvil:

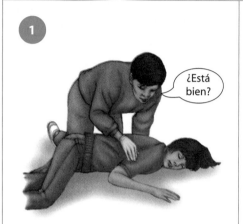

1. Chequee si responde.

- Toque a la víctima y pregunte: "¿Está bien?"
- Grite por ayuda.
- Si no responde, vaya a 2.

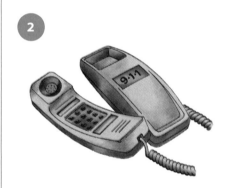

2. Llame al 9-1-1 o número telefónico de emergencia.

- Si la víctima tiene más de un año de edad y si hay un desfibrilador automatizado externo (DAE) disponible, consígalo
- Para niño/a inconsciente continúe la evaluación y resucitación durante un minuto (si está solo/a) y llame entonces.

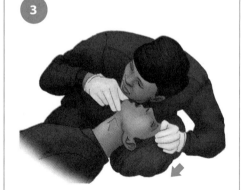

3. A: Abra la vía respiratoria:

- Incline la cabeza hacia atrás y levante la barbilla.
- Remueva obstrucciones evidentes.
- Si sospecha lesión espinal, use el método de levantamiento de la mandíbula sin inclinar la cabeza.

Soporte vital básico
salvamento respiratorio de adultos y niños y RCP

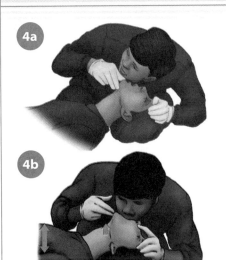

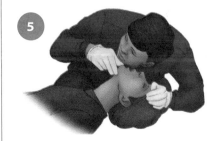

4. **B:** Chequee la respiración (10 segundos)

- Vea si el pecho de la víctima sube y baja; escuche y sienta si respira.

- Si respira, coloque a la víctima en posición de salvamento.

- Si no respira, dé dos soplos lentos de salvamento de 2 segundos cada uno.

- Si los soplos no hacen que el pecho suba, la vía respiratoria puede estar bloqueada. Reposicione la cabeza e intente soplos de nuevo. Si el pecho no sube, empiece RCP (vea 6). Cuando abra la vía respiratoria para soplar, vea si hay algún objeto en la garganta y, si lo ve, remuévalo.

- Si dos soplos hacen que el pecho suba, continúe a 5.

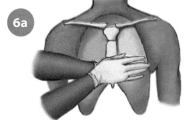

5. **C:** Chequee la respiración (10 segundos).

Las señales de circulación son: respiración, atragantamiento, movimiento, piel de color normal y sensibilidad.

Si hay señales de circulación pero no de respiración, dé un soplo cada 4 ó 5 segundos. Chequee de nuevo las señales de circulación a cada minuto.

Si no hay señales de respiración, empiece RCP (6).

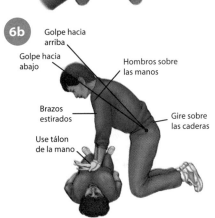

6. Practique RCP:

- Coloque el talón de una mano en la parte baja del esternón entre los pezones.

- Usando las dos manos, presione el pecho hacia abajo de 3.5 a 5 centímetros.

- Dé 15 compresiones a un promedio de 100 por minuto.

- Abra la vía respiratoria y dé dos soplos lentos de 2 segundos cada uno.

- Continúe los ciclos de 15 compresiones del pecho y 2 soplos hasta que haya un ADE disponible (vea abajo información sobre el ADE).

- Para niño/a de 1 a 8 años: dé 5 compresiones de pecho (de 3 a 4 centímetros) seguidas de 1 soplo

Soporte vital básico
salvamento respiratorio de adultos y niños y RCP

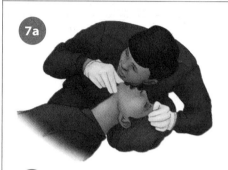

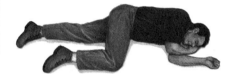

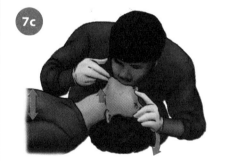

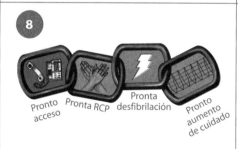

7. Chequee de nuevo la circulación.

Después de cuatro ciclos de RCP (casi 1 minuto) chequee la circulación de nuevo.

- Si no hay respiración ni otras señales de circulación, siga con RCP.
- Si no hay respiración, pero sí otras señales de circulación, dé un soplo de salvamento aproximadamente cada 5 segundos (para niño/a cada 3 segundos).
- Si la víctima respira, colóquela en postura de recuperación.
- Compruebe señales de circulación cada pocos minutos.

8. Si usted ha sido entrenado para usar DAE, siga este orden:

Aplique RCP hasta que el DAE esté disponible.

Adhiera los parches del DAE.

Ponga en marcha el DAE.

"Analice" el ritmo cardiaco.

Administre un choque (hasta 3 veces si así lo aconseja el DAE).

Después de los tres choques o de que cualquier DAE muestre "no choque indicado":

- Compruebe las señales de circulación (incluso el pulso carótida).
- Si no hay señales de circulación, aplique RCP durante un minuto.

Compruebe las señales de circulación y, si no las hay:

- "Analice" y continúe haciendo lo que aconseje el DAE.

Repaso de soporte básico vital

Estas técnicas son iguales para todas las víctimas de cualquier edad:

- Compruebe sensibilidad; palpe y grite.
- Abra la vía respiratoria: cabeza inclinada, barbilla levantada.
- Chequee la respiración: vea si el pecho sube y baja y escuche y sienta si la víctima respira.
- Si respira, colóquela en posición de recuperación.
- Si no respira, dé 2 soplos lentos (núm. 1 en la tabla).
- Si los soplos no hacen que el pecho suba, recline la cabeza y dé soplos de nuevo.
- Si los soplos continúan sin dar resultado, aplique RCP (núm. 2 en la tabla).
- Compruebe si hay señales de circulación (respiración, tos, movimiento y condición normal de la piel).
- Si no respira, pero existen otras señales de circulación, dé soplos de auxilio (núm. 3 en la tabla).
- Si no respira ni existen señales de circulación, aplique RCP (núm. 4 en la tabla).

Acción	Adulto (>8 años)	Niño (1-8 años)	Infante (>1 año)
1. **Métodos de respiración**	De boca a barrera De boca a boca De boca a nariz De boca a estoma	De boca a barrera De boca a boca De boca a nariz	De boca a barrera) De boca a boca y nariz De boca a nariz
2. **Obstrucción por cuerpo extraño en víctima inconsciente**	Ciclos de RCP de 15 compresiones a 2 soplos. Antes de dar un soplo, mire si hay algún objeto en la garganta y, si lo ve, remuévalo.	Ciclos de RCP de 5 compresiones a 1 soplo. Antes de dar un soplo, vea si hay algún objeto en la garganta y, si lo ve, remuévalo.	Ciclos de RCP de 5 compresiones a 1 soplo. Antes de dar un soplo, vea si hay algún objeto en la garganta y, si lo ve, remuévalo.
3. **Soplos de salvamento, pero hay otras señales de circulación**	1 soplo cada 4-5 segundos. Debe hacer que el pecho suba.	1 soplo cada 3 segundos Debe hacer que el pecho suba.	1 soplo cada 3 segundos Debe hacer que el pecho suba.
4. **Compresiones:** • Localización de la posición de las manos • Método • Profundidad • Proporción • Promedio de compresiones del pecho por soplos	• Centro de pecho entre los pezones • Talón de 1 mano, la otra mano encima • 3 a 5 centímetros • 100 por minuto • 15:2	• Centro de pecho entre los pezones • Talón de 1 mano • 2,5 a 4 centímetros • 100 por minuto • 5:1	• Anchura de 1 dedo entre la línea de los pezones • 2 dedos • 1 a 2 centímetros • 100+ por minuto • 5:1
5. **Cuándo activar el SME si está solo**	Inmediatamente después de establecer inconsciencia	Después de 1 minuto de resucitación, a menos que una persona disponible pueda llamar.	Después de 1 minuto de resucitación, a menos que una persona disponible pueda llamar.
6. **Desfibrilador automatizado externo (DAE)**	Si	Sí. Emplee almohadillas electrónicas, sí es posible.	No

SOPORTE VITAL BÁSICO

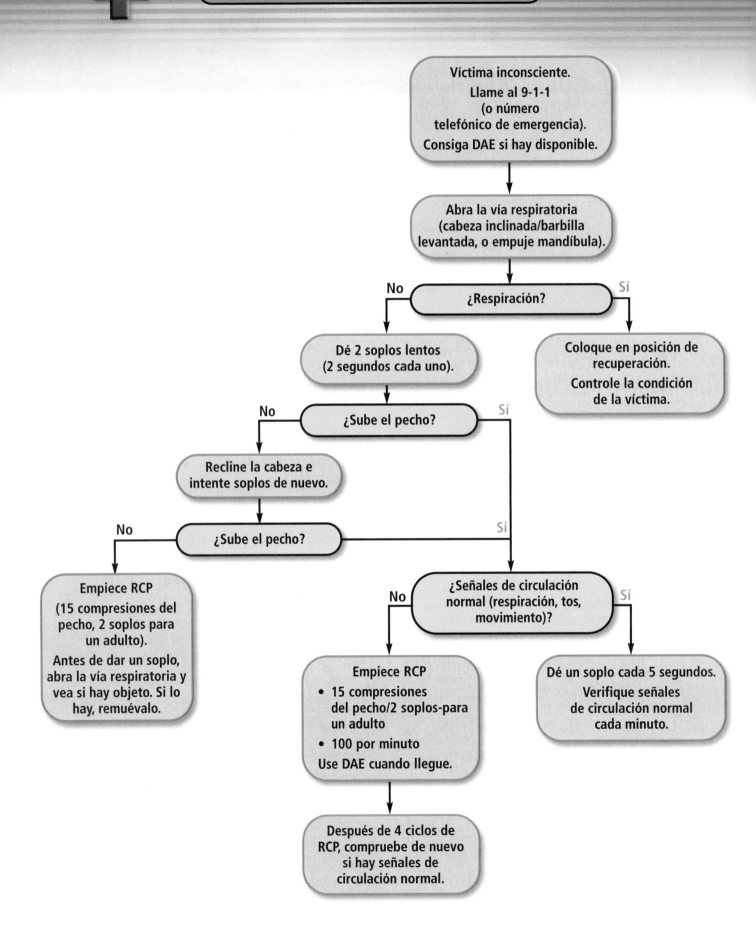

Víctima inconsciente.
Llame al 9-1-1
(o número
telefónico de emergencia).
Consiga DAE si hay disponible.

Abra la vía respiratoria
(cabeza inclinada/barbilla
levantada, o empuje mandíbula).

No — **¿Respiración?** — Sí

Dé 2 soplos lentos
(2 segundos cada uno).

Coloque en posición de
recuperación.
Controle la condición
de la víctima.

No — **¿Sube el pecho?** — Sí

Recline la cabeza e
intente soplos de nuevo.

No — **¿Sube el pecho?** — Sí

Empiece RCP
(15 compresiones del
pecho, 2 soplos para
un adulto).
Antes de dar un soplo,
abra la vía respiratoria y
vea si hay objeto. Si lo
hay, remuévalo.

No — **¿Señales de circulación**
normal (respiración, tos,
movimiento)? — Sí

Empiece RCP
• **15 compresiones**
del pecho/2 soplos-para
un adulto
• **100 por minuto**
Use DAE cuando llegue.

Dé un soplo cada 5 segundos.
Verifique señales
de circulación normal
cada minuto.

Después de 4 ciclos de
RCP, compruebe de nuevo
si hay señales de
circulación normal.

Más sobre RCP

Algunas personas son reacias a practicar soplos de boca a boca con extraños por una serie de razones que incluyen el miedo a la transmisión de enfermedades. Si alguien no está dispuesto o está imposibilitado de dar soplos de boca a boca, solamente RCP compresiones de pecho deben ser administradas, mejor que no intentar nada en absoluto

Si hay disponible un segundo auxiliador, él o ella puede llamar al 9-1-1 o al teléfono de emergencia para activar el SME (si esto no ha sido hecho) y administrar RCP si el primer auxiliador está fatigado.

Desfibrilación

La mayoría de los adultos que sufren de detención cardiaca necesitan ser desfibrilados. Una desfibrilación temprana es el más simple e importante factor para sobrevivir a una detención cardiaca. RCP por sí misma no revertirá tal detención, pero conseguirá tiempo que permita la llegada de un Desfibrilador automatizado externo (DAE) y su utilización. El DAE es una máquina computerizada de confianza y de fácil uso. Un DAE debe ser utilizado tan pronto como esté disponible.

Choque

Los choques son el resultado de ser suministrada insuficiente sangre oxigenada a los tejidos corporales. No confunda esto con un choque eléctrico o con "estar chocado" (sorprendido, asustado). Un choque pone en peligro la vida. Trate a todas las víctimas de choque.

Qué comprobar

- Estado mental alterado
- Palidez, piel, labios y matrices de las uñas se ven pálidos, frescos y húmedos
- Náusea y vómito
- Respiración y pulso rápidos
- Inconsciencia cuando el choque es severo

Qué hacer

1. Trate las lesiones.
2. Ponga a la víctima sobre la espalda.
3. Eleve las piernas de la víctima de 20 a 30 centímetros, a menos que se sospeche que hay lesión espinal.
4. Conserve el calor del cuerpo de la víctima cubriéndola.
5. Si la víctima está inconsciente y respira o tiene náusea y vomita, colóquela sobre el lado izquierdo.

Reacciones alérgicas graves (Anafilaxis)

Las personas pueden tener reacciones alérgicas a medicinas, comidas y sus condimentos, picaduras de insectos, polen de plantas y tintes radiográficos. Las reacciones alérgicas graves (llamadas anafilaxis) pueden poner en peligro la vida.

Qué buscar:

- Sensación de calor seguida de intenso picor
- Piel sofocada o cara hinchada
- Estornudos, tos, jadeo
- Respiración cortada
- Estrechez e hinchazón en la garganta
- Estrechez en el pecho
- Incremento del pulso
- Lengua, boca o nariz hinchadas
- Color azulado alrededor de los labios y la boca
- Mareo
- Náusea y vómito

Qué hacer

1. Chequee la vía respiratoria, la respiración y la circulación y trate como corresponda.
2. Busque inmediatamente ayuda médica.
3. Si en la respuesta alérgica la vida está en peligro y si el doctor de la víctima ha recetado a ésta epinefrina, ayúdela a tomarla.

Cuidado de hemorragias y heridas

Hemorragia externa es sangre visible.

Hemorragia interna es cuando la piel no se ha roto y no se ve la sangre.

Qué hacer—Ver Guía de acción en hemorragias.

Cuidado de heridas

Qué buscar

Tipos de heridas:

- Abrasión: también llamada raspadura. La superficie de la piel ha sido removida con poca o ninguna pérdida de sangre. Dolor y residuos pueden estar presentes.
- Perforación: heridas usualmente profundas y estrechas (p. ej., causadas con un clavo o un cuchillo). Riesgo elevado de infección.
- Avulsión: Piel desgarrada colgando (p. ej., el lóbulo de la oreja).
- Incisión: Herida con bordes suaves (p. ej., con papel o cuchillo muy afilado).
- Laceracíon: Herida con bordes dentados o irregulares.
- Amputación: Parte del cuerpo completamente separada de éste.

Qué hacer

1. Protéjase contra enfermedad usando guantes de examen médico u otro tipo de protección.

2. Controle la hemorragia.

3. Limpie la herida.

    a. Herida superficial
      - Lave la herida con agua y jabón.
      - Irríguela con agua a presión (p. ej., grifo).
      - Si la hemorragia comienza de nuevo, aplique presión directa otra vez

    b. Herida con elevado riesgo de infección (p ej., mordedura de animal, herida muy sucia o descuidada, perforación).
      - Busque ayuda médica que limpie la herida.

4. Herida cubierta

    a. En heridas superficiales que no necesiten puntos de sutura, aplique una capa de untura antibiótica (p. ej., Neosporin, Polysporin).

    b. Cubra todas las heridas con hilas o vendajes antisépticos.

Herida infectada

Qué buscar

Cualquier herida puede infectarse.

- Hinchazón y enrojecimiento alrededor de la herida.
- Sensación de más calor que en las zonas alrededor.
- Dolor pulsante.
- Pus.
- Fiebre.

- Hinchazón de los nudos linfáticos.
- Una o más estrías yendo desde la herida en dirección al corazón.

Qué hacer

Busque inmediatamente ayuda médica.

El tétano es evitable con vacunación. Revacunación de cada 5 a 10 años mantiene a una persona al corriente.

Heridas que requieren atención médica

Una herida debe recibir atención médica si tiene una o más de las siguientes características:
- sangrado hemorragia arterial
- sangrado incontrolable
- corte profundo que
  - penetra el músculo o el hueso
  - está situado en una parte del cuerpo que se dobla (codo, rodilla)
  - tiende a mantenerse abierta
  - está situada en el dedo pulgar o en la palma de la mano
- herida grande o profunda
- objeto clavado o profundamente clavado de cualquier tamaño
- materia extraña dejada en la herida
- mordisco humano o animal
- posibilidad de una cicatriz notable
- corte en el párpado
- labio cortado o rasgado
- hemorragia interna
- cualquier herida que no esté seguro de cómo tratarla
- inmunización tetánica que no está al día

Hemorragia Interna

Qué chequear

- Dificultad en reconocer.
- La víctima recibió un golpe o tiene herida penetrante en el pecho o el abdomen.
- Piel pálida y fresca.
- El área del golpe puede estar descolorido, tierno, hinchado.
- Náusea y vómito.
- La sangre se podrá ver como ...
  - roja espumosa cuando tose
  - roja y marrón cuando vomita
  - negra y espesa en las evacuaciones intestinales
  - roja o marrón turbio en la orina
  - rezumando por la nariz o el oído, o como ojos negros

Qué hacer

1. Chequee VRC.
2. Trate por choque: eleve las piernas y mantenga el calor del cuerpo.
3. Si la víctima no responde, colóquela en posición de recuperación.
4. Busque ayuda médica.

¡Cuidado!

NO dé nada de beber o de comer.

Observe y aprenda

Posición de la víctima de choque

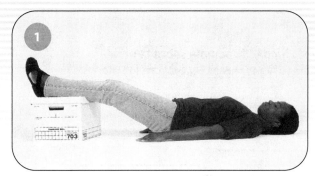

1. Posición usual de choque. Eleve las piernas de 20 a 30 centímetros (si no se sospecha lesión espinal).

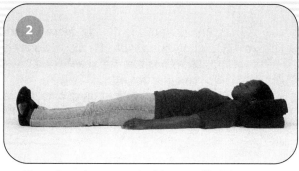

2. Eleve la cabeza por lesión en ella (si no se sospecha lesión espinal).

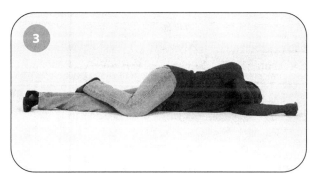

3. Ponga a una víctima inconsciente echada de un lado.

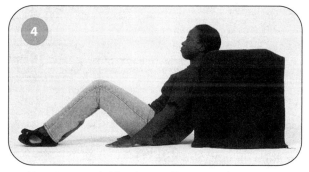

4. Use una posición de medio sentado para aquellos con dificultades respiratorias, lesiones pectorales o ataque cardiaco.

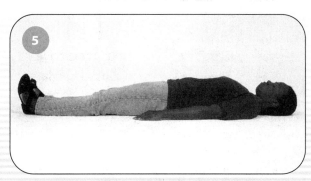

5. Mantenga a la víctima sobre la espalda si se sospecha lesión espinal o si tiene piernas fracturadas.

HEMORRAGIA

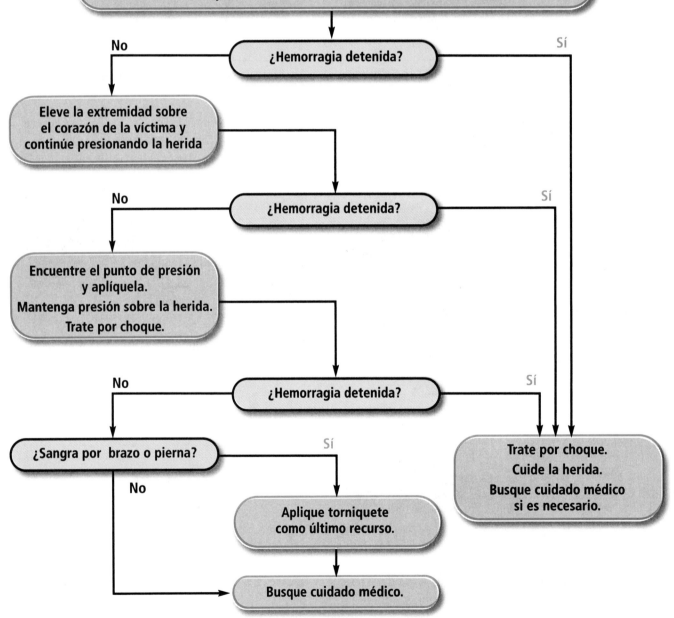

Aplique presión directa sobre la herida.
- Coloque venda esterilizada o tejido lo más limpio disponible sobre la herida.
- Si es posible, use guantes de examen médico, vendajes extra o cubra las manos con plástico.
- No remueva un objeto clavado.

No — **¿Hemorragia detenida?** — Sí

Eleve la extremidad sobre el corazón de la víctima y continúe presionando la herida

No — **¿Hemorragia detenida?** — Sí

Encuentre el punto de presión y aplíquela.
Mantenga presión sobre la herida.
Trate por choque.

No — **¿Hemorragia detenida?** — Sí

¿Sangra por brazo o pierna? — Sí
No

Aplique torniquete como último recurso.

Trate por choque.
Cuide la herida.
Busque cuidado médico si es necesario.

Busque cuidado médico.

Observe y aprenda

Control de hemorragia

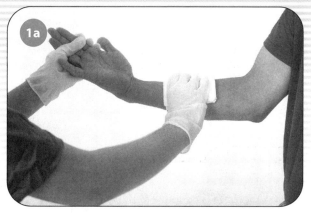

1a. Presión directa detiene la mayoría de las hemorragias. Póngase guantes de examen médico y coloque vendajes esterilizados o tela limpia sobre la herida.

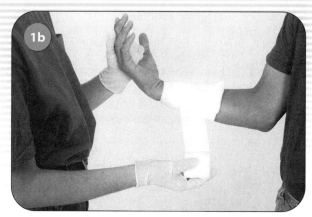

1b. Un vendaje a presión puede dejarle libre para atender a otros lesionados o víctimas.

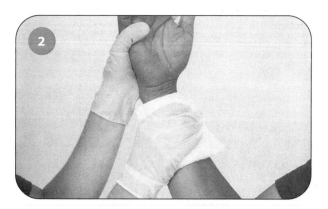

2. Si la hemorragia continúa, use elevación para ayudar a reducir el derrame de sangre. Combínelo con presión directa sobre la herida.

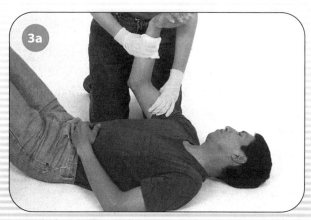

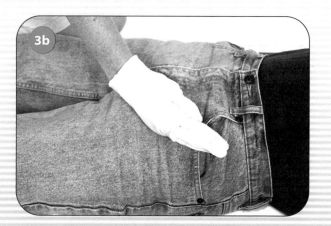

3. Si la hemorragia continúa, presione un punto de presión para reducir el derrame de sangre. Las locaciones son: **(a)** braquial o **(b)** femoral. Combine esto con presión directa sobre la herida.

Observe y aprenda

Vendajes

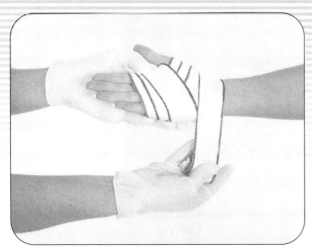

Rollo: mano/palma

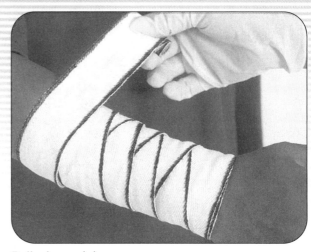

Rollo: brazo/pierna

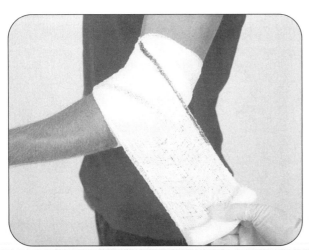

Rollo: codo/rodilla

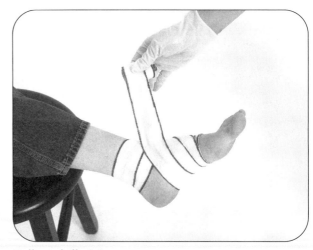

Rollo: tobillo/pie

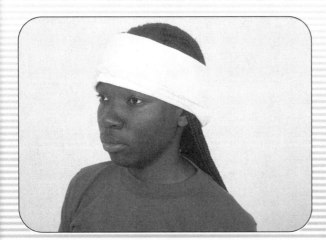

Pañuelo: cabeza/orejas/ojos

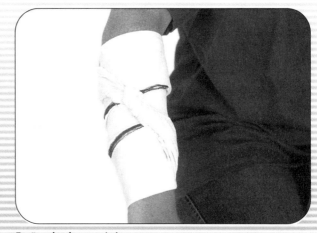

Pañuelo: brazo/pierna

Quemadura térmicas

Evalúe en primer lugar la gravedad de la quemadura; esto determinará el tipo de ayuda de emergencia que va a prestar.

1. Profundidad de la quemadura

   - primer grado (superficial): enrojecimiento, leve hinchazón, sensibilidad al tacto y dolor

   - segundo grado (espesor parcial): ampollas, hinchazón, supuración de líquidos y dolor agudo

   - tercer grado (espesor total): la piel tiene apariencia de cuero, cerosa o de color gris perlino y algunas veces chamuscada, aparece como seca, y sin dolor

2. Cantidad quemada de la superficie total del cuerpo

   - Usted puede calcular la cantidad de superficie del cuerpo quemada usando la "Regla de nueves" o la "Regla de la palma", en la cual la palma de la mano de la víctima representa 1% de la superficie del cuerpo. ▼Figura 3

3. Partes del cuerpo quemadas

   La gravedad de las quemaduras aumenta si son en la cara, las manos, los pies o los genitales.

4. Edad y condición física de la persona

   La gravedad aumenta en niños, personas de edad, y todos aquellos con una condición médica subyacente (p. ej., diabetes, presión sanguínea alta, problemas respiratorios).

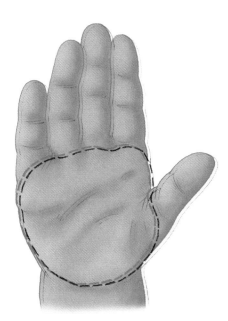

Figura 3

Qué hacer—Vea Guía de acción en quemaduras térmicas.

Quemaduras químicas

Un producto químico puede continuar quemando todo el tiempo que permanezca en la piel. Entre ellos se cuentan los ácidos, álcalis, fenoles y fósforos. Entre los productos químicos caseros se encuentran los disolventes de pintura, limpiadores de hornos y de desagües y quita-mohos.

Primeros auxilios son iguales para la mayoría de las quemaduras químicas. Algunas quemaduras químicas específicas deben ser tratadas con un neutralizador químico. Vea las "Hojas de Datos de Materiales de Seguridad" (HDMS) en su lugar de trabajo para información específica sobre su manejo seguro y los tratamientos de emergencia de quemaduras causadas por productos químicos.

Qué hacer—Vea la Guía de acción para quemaduras químicas.

Quemaduras eléctricas

Una corriente eléctrica pasando por el cuerpo puede causar quemaduras y detención cardiaca. Aunque una corriente de 1.000 voltios es considerada de alto voltaje, incluso la corriente regular en una casa (110 voltios) puede causar la muerte.

Qué chequear

- Entrada y salida de la herida
- Quemadura carbonizada

Qué hacer—Vea la Guía de acción para quemaduras eléctricas.

Lesiones en la cabeza
Heridas en el cuero cabelludo
Qué comprobar

- Sangrado
- Contusión

Qué hacer

1. Limpie suciedad y restos.
2. Ponga vendaje esterilizado y aplique presión.
3. Mantenga la cabeza y los hombros ligeramente elevados (si no sospecha injuria espinal).
4. Busque cuidado médico.

Si sospecha fractura del cráneo, vea "Fractura del cráneo".

Si sospecha lesión espinal, vea "Lesión espinal".

QUEMADURAS TÉRMICAS

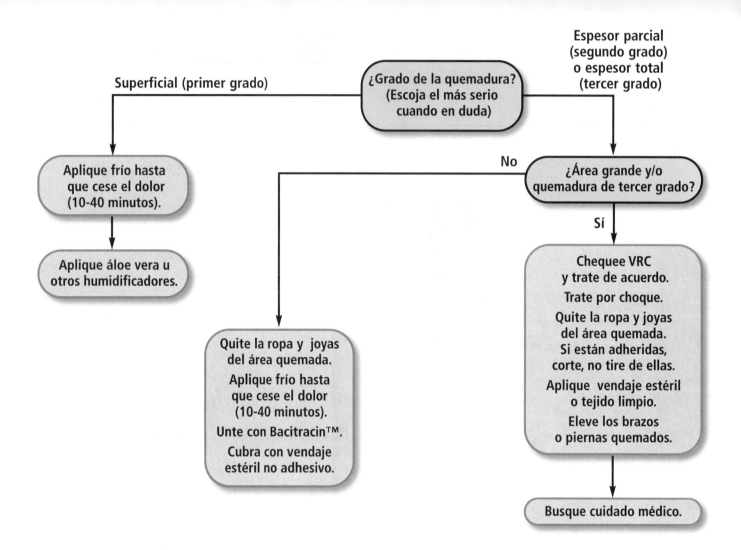

Superficial (primer grado)

**Espesor parcial
(segundo grado)
o espesor total
(tercer grado)**

**¿Grado de la quemadura?
(Escoja el más serio
cuando en duda)**

**Aplique frío hasta
que cese el dolor
(10-40 minutos).**

**Aplique áloe vera u
otros humidificadores.**

No

**¿Área grande y/o
quemadura de tercer grado?**

Sí

**Quite la ropa y joyas
del área quemada.**

**Aplique frío hasta
que cese el dolor
(10-40 minutos).**

Unte con Bacitracin™.

**Cubra con vendaje
estéril no adhesivo.**

**Chequee VRC
y trate de acuerdo.**

Trate por choque.

**Quite la ropa y joyas
del área quemada.
Si están adheridas,
corte, no tire de ellas.**

**Aplique vendaje estéril
o tejido limpio.**

**Eleve los brazos
o piernas quemados.**

Busque cuidado médico.

QUEMADURAS QUÍMICAS

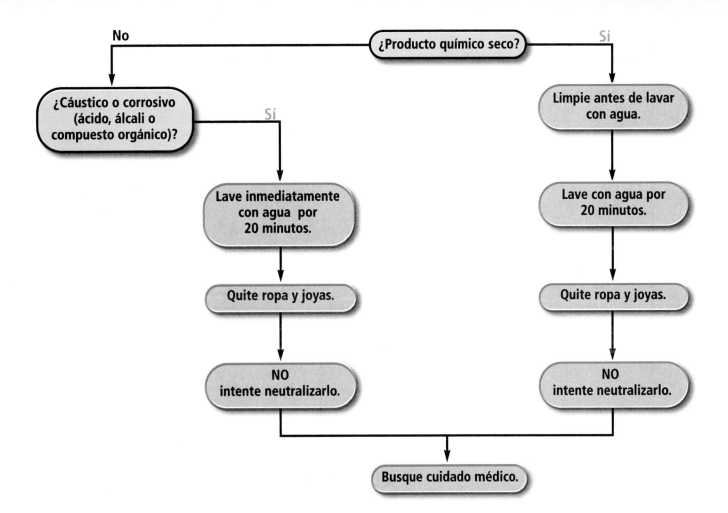

No ←——————— **¿Producto químico seco?** ———————→ Sí

¿Cáustico o corrosivo (ácido, álcali o compuesto orgánico)? —— Sí

Limpie antes de lavar con agua.

Lave inmediatamente con agua por 20 minutos.

Lave con agua por 20 minutos.

Quite ropa y joyas.

Quite ropa y joyas.

NO intente neutralizarlo.

NO intente neutralizarlo.

Busque cuidado médico.

QUEMADURAS ELÉCTRICAS

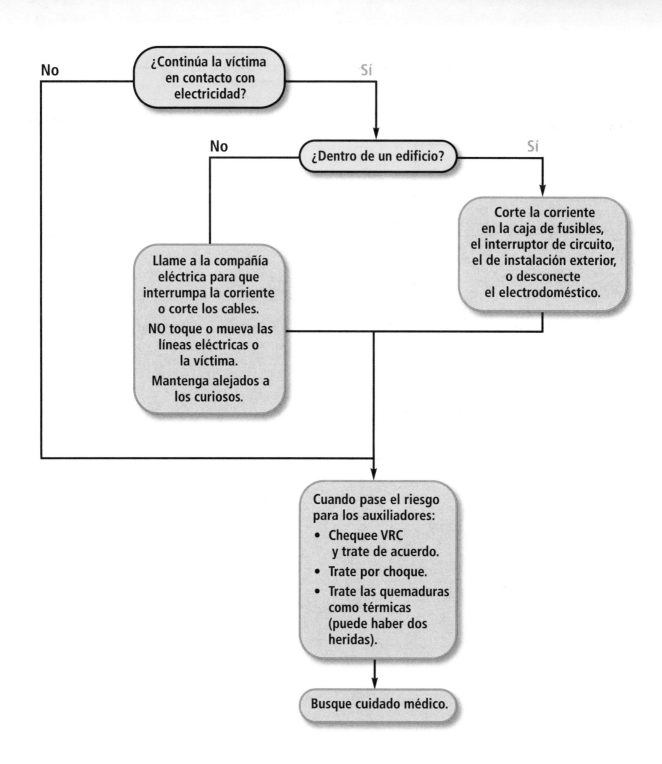

¿Continúa la víctima en contacto con electricidad?

No — Sí

¿Dentro de un edificio?

No — Sí

Corte la corriente en la caja de fusibles, el interruptor de circuito, el de instalación exterior, o desconecte el electrodoméstico.

Llame a la compañía eléctrica para que interrumpa la corriente o corte los cables.

NO toque o mueva las líneas eléctricas o la víctima.

Mantenga alejados a los curiosos.

Cuando pase el riesgo para los auxiliadores:

- **Chequee VRC y trate de acuerdo.**
- **Trate por choque.**
- **Trate las quemaduras como térmicas (puede haber dos heridas).**

Busque cuidado médico.

Fractura del cráneo

Qué buscar

Dificultad para decidir.

- Dolor en el sitio de la lesión
- Deformidad del cráneo
- Sangrado por la nariz y las orejas
- Líquido acuoso claro
- Negro alrededor de los ojos (aparece horas después de la lesión)
- Manchas negras detrás de las orejas (aparecen horas después de lesión)
- Sangrado del cráneo
- Objeto penetrante (bala, cuchillo, clavo)

Qué hacer

1. Chequee VRC.
2. Cubra la herida con vendaje esterilizado.
3. Estabilice la cabeza con las manos.
4. Si no hay lesión espinal, mantenga la cabeza y los hombros ligeramente elevados.
5. Aplique presión alrededor de los bordes de la herida.
6. Busque ayuda médica.

¡Cuidado!

NO aplique presión o sondee la herida.

NO remueve un objeto clavado.

NO detenga la salida de sangre por un oído o por la nariz.

Lesiones del cerebro

Cuando la cabeza es golpeada con suficiente fuerza, el cerebro rebota contra el interior del cráneo. Como el cerebro está confinado en el cráneo, no hay mucho espacio para hinchazón. La resultante lesión común es una conmoción cerebral.

Lesiones de los ojos

Las lesiones oculares menores incluyen un pequeño objeto tal como una partícula de polvo dentro del ojo. Estas lesiones pueden ser graves, tales como una penetrante en el globo del ojo o una quemadura química u ocasionada por luz.

Qué buscar

- Lesión del ojo
- Objeto extraño
- Objeto clavado

Qué hacer—Vea la Guía de acción para lesiones de los ojos.

Quemaduras por luz

Mirar la luz solar o un arco voltaico de soldar, nieve brillante o un rayo láser, puede causar quemaduras menores a los ojos. Esas quemaduras pueden no ser dolorosas al principio, pero sí varias horas después. Cubra los dos ojos con tejidos húmedos y busque cuidado médico.

Lesiones cerebrales

Qué chequear	Qué hacer
• Expresión facial de confusión	1. Suspenda actividad física.
• Lento en contestar o seguir instrucciones	2. Chequee víctimas conscientes por signos y síntomas cada 5 minutos.
• Distraído fácilmente, incapaz de continuar actividades normales	3. Si los síntomas duran más de 15 minutos, busque ayuda médica.
• Andar en dirección equivocada	4. Si está inconsciente, llame al SEM.
• Inconsciente de nombre, lugar o tiempo	5. Por efectos retardados, tales como dolor de cabeza, náusea, vómito, problemas de visión (después de 48 horas), busque cuidado médico.
• Hablando con frases inconexas o incomprensibles	
• Tambaleándose, sin poder caminar en línea recta	
• Trastornado, llorando sin razón aparente	
• En coma, insensible	

Lesiones de la nariz

Las lesiones de la nariz pueden ser desde una simple hemorragia nasal hasta una nariz rota.

Qué chequear

- Hemorragia por una o ambas ventanas nasales
- Sangrado dentro del interior de la boca o garganta abajo
- Deformación
- Magulladura

Qué hacer:

Nariz rota

1. Si sangra, cuide de la hemorragia
2. Aplique compresa de hielo durante 15 minutos.
3. Busque cuidado médico.

NO intente enderezar una nariz torcida.

Objeto extraño

(mayormente un problema con niños)

Pruebe con uno o más de estos métodos:

1. Provoque estornudo por inhalación de pimienta.
2. Si el objeto es visible, sáquelo con pinzas.
3. NO empuje al objeto más adentro.
4. Sople cuidadosamente la nariz mientras oprime la ventana opuesta

Busque ayuda médica si el objeto no puede ser removido.

Hemorragia nasal

Qué hacer—Vea Guía de acción para hemorragia nasal.

Lesiones dentales

Diente desprendido o roto son emergencias dentales corrientes.

Qué chequear

- Sangrado de encías
- Dientes perdidos o rotos

Qué hacer—Vea Guía de acción para lesiones dentales.

Lesiones espinales

Sospeche lesión espinal siempre que exista un significativo mecanismo de lesión.

Qué chequear

- Dolor de espalda por el golpe

- Adormecimiento, hormigueo, debilidad, ardor o disminución de sensación en los brazos o las piernas
- Pérdida de control de la vejiga o el intestino
- Brazos o piernas paralizados
- Cabeza y cuello de la víctima en raro ángulo

Pregunte a víctima consciente:

- ¿Tiene dolor?
- ¿Puede mover los dedos, estrechar mi mano y sentir cómo estrecho yo sus dedos?
- ¿Puede mover los dedos de los pies, empujar contra mi mano y sentir cómo estrecho yo los dedos de sus pies?

Qué hacer

1. Estabilice a la víctima contra movimiento.
2. Chequee VRC.
3. Busque ayuda médica.

Lesiones del pecho

Las lesiones del pecho pueden comprender huesos rotos, heridas penetrantes y heridas abiertas o cerradas.

Qué chequear

- Sangrado
- Magulladura
- Deformación
- Respiración difícil
- Objeto clavado
- Sonido "aspirante" durante respiración

Qué hacer—Vea la Guía de acción para lesiones del pecho.

Lesiones abdominales

Qué chequear

- Dolor, sensibilidad
- Estrechez, rigidez
- Magulladuras
- Sangrado
- Órganos salientes

Qué hacer—Vea la Guía de acción para lesiones abdominales.

LESIONES DE LA CABEZA

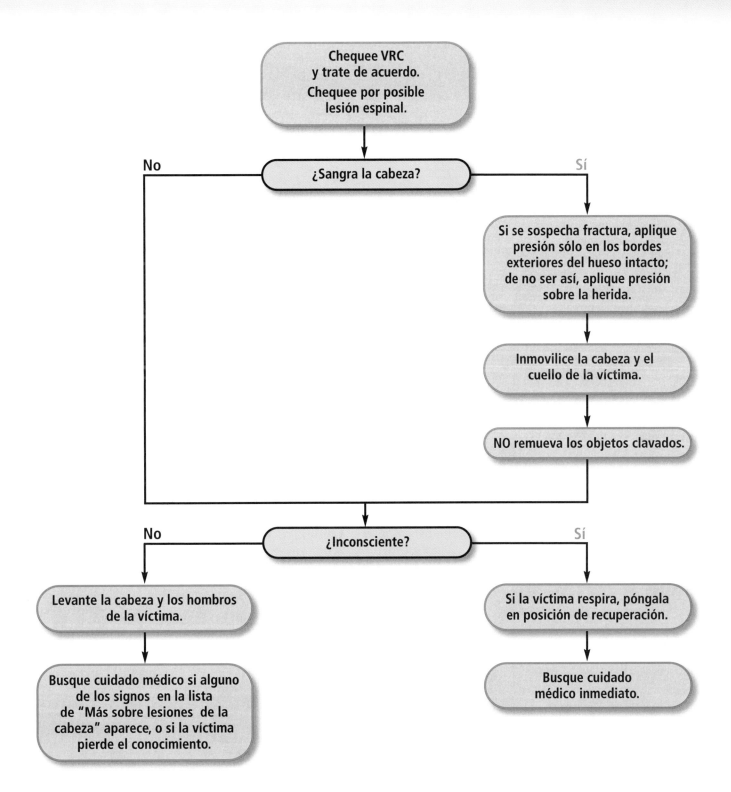

Chequee VRC
y trate de acuerdo.
Chequee por posible
lesión espinal.

¿Sangra la cabeza?

No   Sí

Si se sospecha fractura, aplique
presión sólo en los bordes
exteriores del hueso intacto;
de no ser así, aplique presión
sobre la herida.

Inmovilice la cabeza y el
cuello de la víctima.

NO remueva los objetos clavados.

¿Inconsciente?

No   Sí

Levante la cabeza y los hombros
de la víctima.

Si la víctima respira, póngala
en posición de recuperación.

Busque cuidado médico si alguno
de los signos en la lista
de "Más sobre lesiones de la
cabeza" aparece, o si la víctima
pierde el conocimiento.

Busque cuidado
médico inmediato.

LESIONES DE LOS OJOS

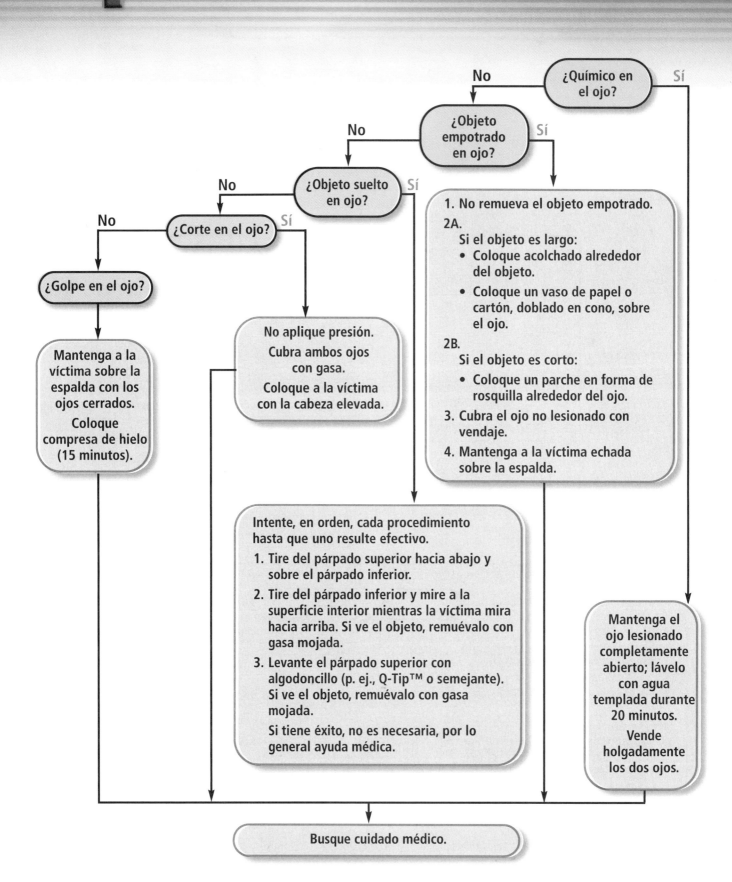

No ← **¿Químico en el ojo?** → **Sí**

No ← **¿Objeto empotrado en ojo?** → **Sí**

No ← **¿Objeto suelto en ojo?** → **Sí**

No ← **¿Corte en el ojo?** → **Sí**

¿Golpe en el ojo?

Mantenga a la víctima sobre la espalda con los ojos cerrados. Coloque compresa de hielo (15 minutos).

No aplique presión. Cubra ambos ojos con gasa. Coloque a la víctima con la cabeza elevada.

1. No remueva el objeto empotrado.
2A.
   Si el objeto es largo:
   • Coloque acolchado alrededor del objeto.
   • Coloque un vaso de papel o cartón, doblado en cono, sobre el ojo.
2B.
   Si el objeto es corto:
   • Coloque un parche en forma de rosquilla alrededor del ojo.
3. Cubra el ojo no lesionado con vendaje.
4. Mantenga a la víctima echada sobre la espalda.

Intente, en orden, cada procedimiento hasta que uno resulte efectivo.
1. Tire del párpado superior hacia abajo y sobre el párpado inferior.
2. Tire del párpado inferior y mire a la superficie interior mientras la víctima mira hacia arriba. Si ve el objeto, remuévalo con gasa mojada.
3. Levante el párpado superior con algodoncillo (p. ej., Q-Tip™ o semejante). Si ve el objeto, remuévalo con gasa mojada.

Si tiene éxito, no es necesaria, por lo general ayuda médica.

Mantenga el ojo lesionado completamente abierto; lávelo con agua templada durante 20 minutos. Vende holgadamente los dos ojos.

Busque cuidado médico.

HEMORRAGIAS NASALES

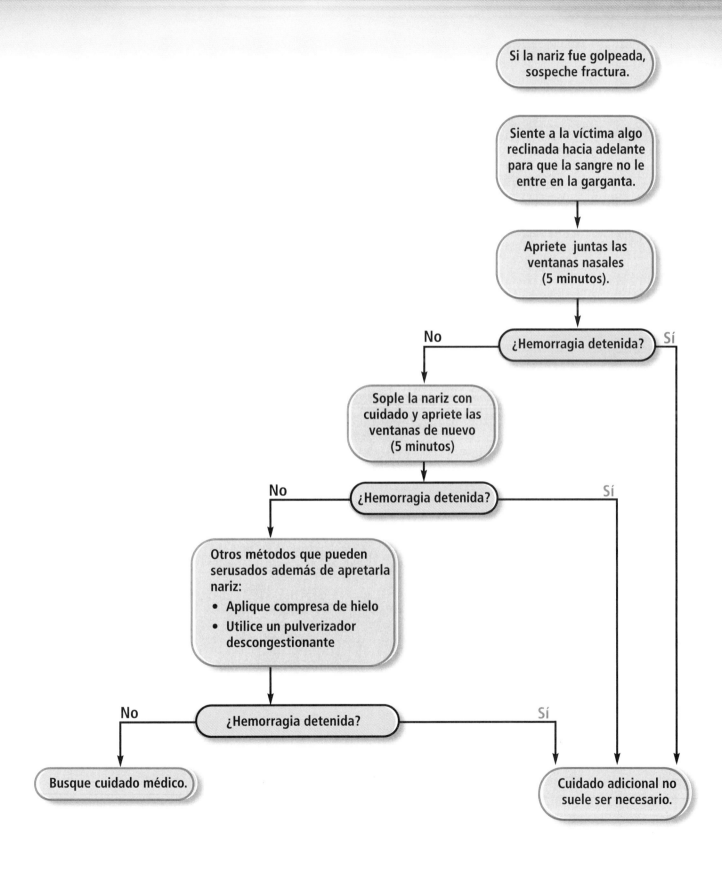

Si la nariz fue golpeada, sospeche fractura.

Siente a la víctima algo reclinada hacia adelante para que la sangre no le entre en la garganta.

Apriete juntas las ventanas nasales (5 minutos).

No — ¿Hemorragia detenida? — Sí

Sople la nariz con cuidado y apriete las ventanas de nuevo (5 minutos)

No — ¿Hemorragia detenida? — Sí

Otros métodos que pueden serusados además de apretarla nariz:
- Aplique compresa de hielo
- Utilice un pulverizador descongestionante

No — ¿Hemorragia detenida? — Sí

Busque cuidado médico.

Cuidado adicional no suele ser necesario.

LESIONES DENTALES

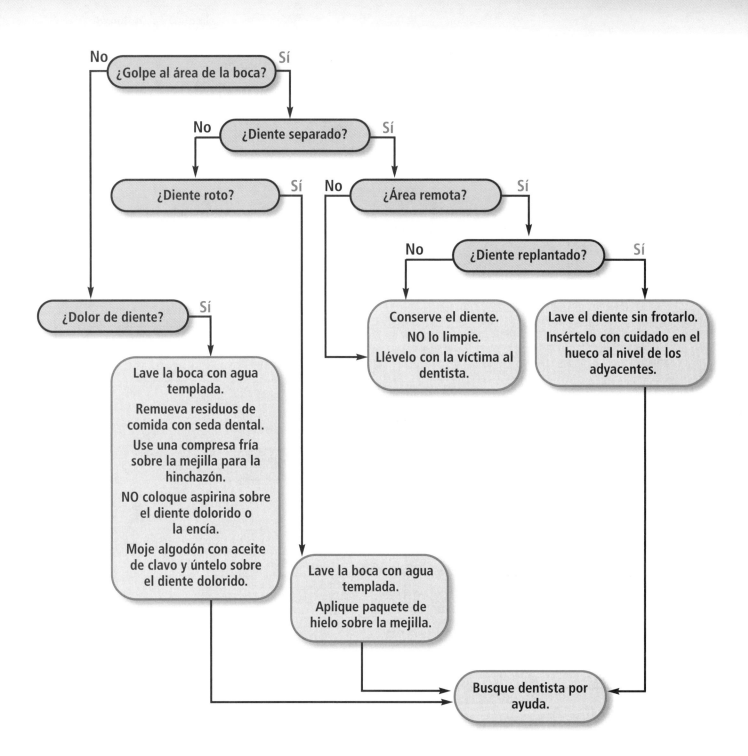

No · ¿Golpe al área de la boca? · Sí

No · ¿Diente separado? · Sí

¿Diente roto? · Sí

No · ¿Área remota? · Sí

No · ¿Diente replantado? · Sí

¿Dolor de diente? · Sí

Lave la boca con agua templada.

Remueva residuos de comida con seda dental.

Use una compresa fría sobre la mejilla para la hinchazón.

NO coloque aspirina sobre el diente dolorido o la encía.

Moje algodón con aceite de clavo y úntelo sobre el diente dolorido.

Conserve el diente.
NO lo limpie.
Llévelo con la víctima al dentista.

Lave el diente sin frotarlo.
Insértelo con cuidado en el hueco al nivel de los adyacentes.

Lave la boca con agua templada.
Aplique paquete de hielo sobre la mejilla.

Busque dentista por ayuda.

LESIONES ESPINALES

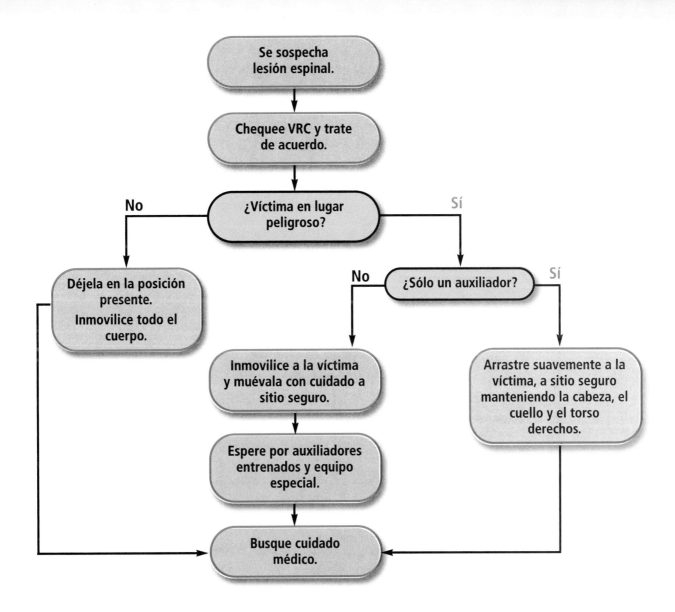

Se sospecha lesión espinal.

Chequee VRC y trate de acuerdo.

¿Víctima en lugar peligroso?

No

Sí

Déjela en la posición presente.

Inmovilice todo el cuerpo.

¿Sólo un auxiliador?

No

Sí

Inmovilice a la víctima y muévala con cuidado a sitio seguro.

Arrastre suavemente a la víctima, a sitio seguro manteniendo la cabeza, el cuello y el torso derechos.

Espere por auxiliadores entrenados y equipo especial.

Busque cuidado médico.

LESIONES DEL PECHO

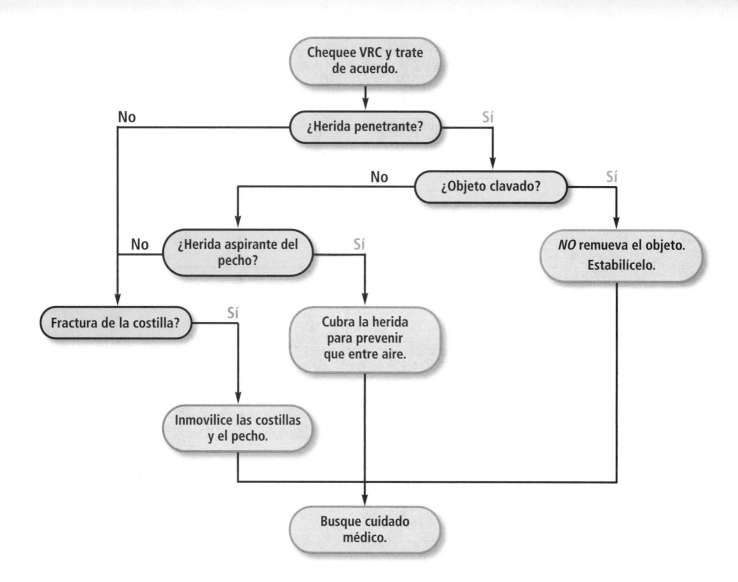

LESIONES ABDOMINALES

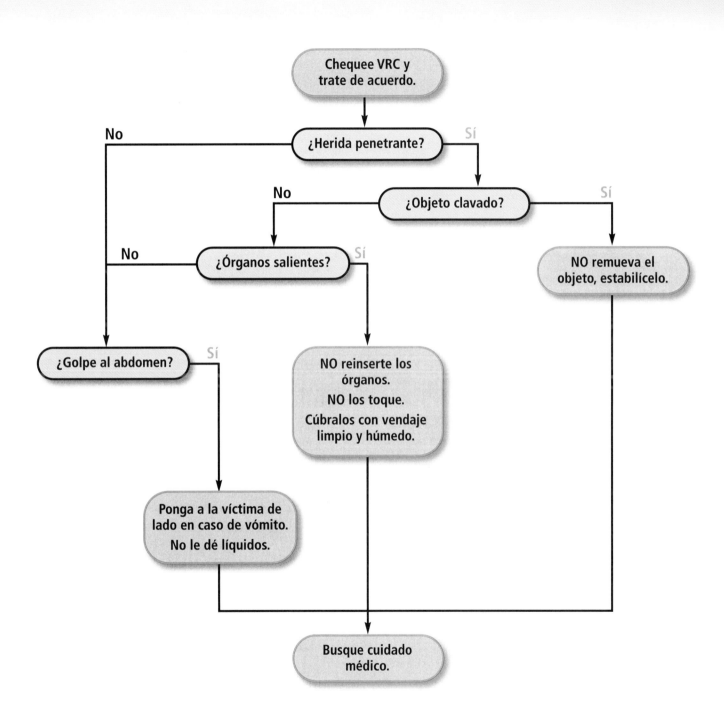

Chequee VRC y trate de acuerdo.

¿Herida penetrante?

No

Sí

¿Objeto clavado?

No

Sí

¿Órganos salientes?

No

Sí

NO remueva el objeto, estabilícelo.

¿Golpe al abdomen?

Sí

NO reinserte los órganos.
NO los toque.
Cúbralos con vendaje limpio y húmedo.

Ponga a la víctima de lado en caso de vómito.
No le dé líquidos.

Busque cuidado médico.

Lesiones de los huesos, las articulaciones y los músculos

Estas lesiones incluyen huesos rotos, articulaciones torcidas o dislocadas y músculos torcidos.

Fracturas

Una fractura es un hueso roto. Hay dos tipos de fractura. En una fractura cerrada, la piel no está rota; en una fractura abierta, la piel está rota.

Qué buscarr

- Mire y sienta por DHSH:
    - Deformidad: compare la parte lesionada con la normal en el otro lado del cuerpo
    - Herida abierta: puede indicar fractura oculta
    - Sensibilidad y dolor
    - Hinchazón
- Pérdida de uso puede ocurrir o no.
- La causa de la lesión puede conducirle a sospechar fractura.

Qué hacer—Vea Guía de acción para lesiones de los huesos.

Esguinces, tirones, contusiones y dislocaciones

Las lesiones de las articulaciones ocurren cuando dos o más huesos se unen: hombro, tobillo, etc. Estas pueden ser:

- Esguinces: Desgarramientos parciales de ligamentos alrededor de una articulación
- Dislocaciones: Extremos de los huesos en las articulaciones se separan y quedan separados

Las lesiones de los músculos pueden ocurrir dentro de cualquier parte de ellos y pueden ser:

- Tirón: Músculo desgarrado por extenderse más de su real longitud
- Contusión: Músculo magullado por haber sido golpeado

Qué hacer—Vea Guía de acción para esguinces, tirones, contusiones y dislocaciones.

Lesiones de las manos, dedos y pies

Sangre debajo de las uñas de manos o pies

1. Aplique compresa de hielo y eleve la mano o el pie.
2. Alivie la presión o por buscar cuidado médico o por calentar la punta de un sujetapapeles

Astillas

Con una aguja esterilizada, toque ligeramente la astilla hasta que pueda tirar de ella con pinzas. Si la astilla está debajo de una uña y no puede ser cogida con pinzas, haga un corte en forma de V en la uña para posibilitar que pueda retirar la astilla con pinzas. Limpie el área con agua y jabón y aplique una tirita de vendaje adhesivo.

Uña separada

Recoloque la uña y asegúrela en su sitio con vendaje adhesivo. Si la uña está completamente separada, aplique una untura antibiótica a la punta del dedo y cúbrala con tirita de vendaje adhesivo. Busque cuidado médico.

Remoción de anillo

Intente uno o más de estos métodos para remover anillo atascado en un dedo:

1. Lubrique el dedo con grasa, aceite o mantequilla, vaselina o cualquier otra sustancia escurridiza.
2. Aplique paquete de hielo o sumerja el dedo en agua helada por unos minutos.
3. Masaje el dedo desde la punta hacia la mano y lubríquelo entonces.

Cuerpos extraños

1. Use pinzas para remover objetos que estén ligeramente clavados.
2. NO remueva objetos clavados profundamente. Para objetos largos que sobresalgan, estabilice el objeto con vendaje abultado o paños limpios y busque cuidado médico.

LESIONES DE LOS HUESOS

Remueva o corte la ropa sobre el lugar de la lesión.

Mire y sienta por DHSH.

¿Sangra por la fractura abierta?

No — Sí

Controle la hemorragia.
NO empuje al hueso.
Cubra la herida y el hueso con vendaje.

Chequee la circulación, sensibilidad y movimiento (CSM)

La mayoría de los huesos rotos son menores y no necesitan ser enderezados.
Aplique entablillado.
Compruebe CSM periódicamente.

Busque cuidado médico.

Observe y aprenda

Entablillado

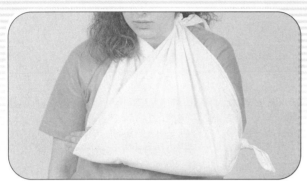

Cabestrillo con vendaje-envoltorio (el vendaje no se ve)

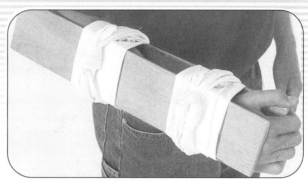

Antebrazo: entablillado rígido

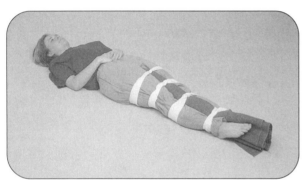

Pierna: blando/anatómico

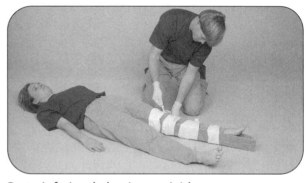

Parte inferior de la pierna: rígido

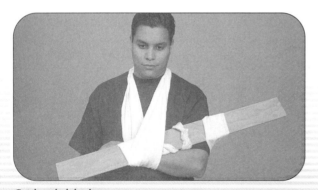

Codo: doblado

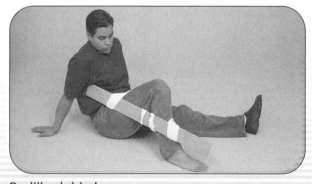

Rodilla: doblado

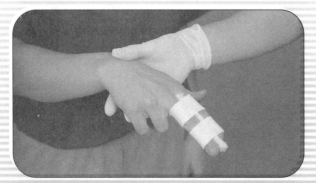

Dedos: autoentablillado

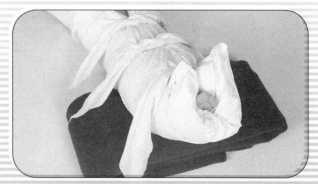

Tobillo/Pie

ESGUINCES, TIRONES, CONTUSIONES Y DISLOCACIONES

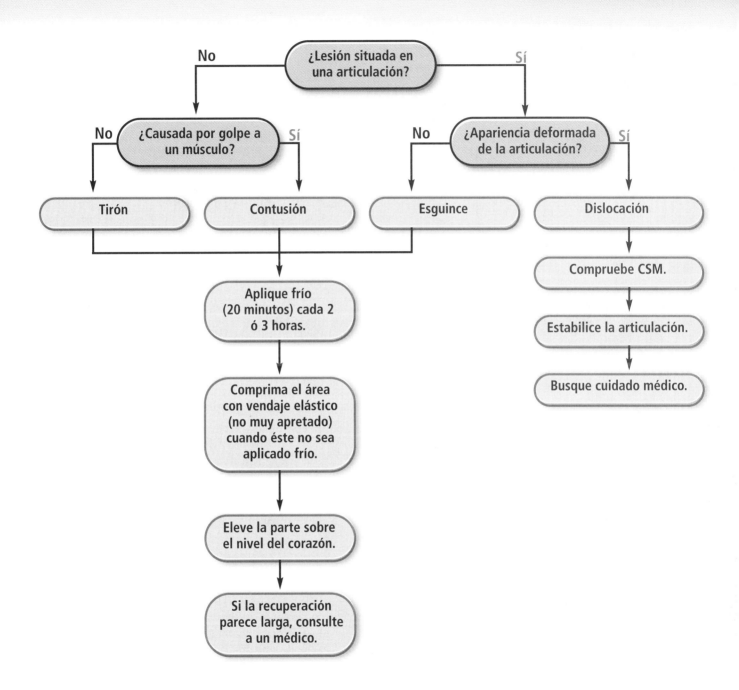

Observe y aprenda

Procedimientos para un tobillo

1

Descanso
Deje de usar la parte lesionada. El uso continuado puede causar nueva lesión, retrasar la cura, aumentar el dolor y estimular sangrado. Ponga a la víctima en posición cómoda, sentada o tendida. Esto disminuye el flujo de sangre hacia la parte lesionada.

1. Descanso

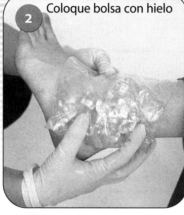

2 Coloque bolsa con hielo

2. Hielo

3 Vendaje elastico para sostener la bolsa con hielo 20 min.

3. Hielo

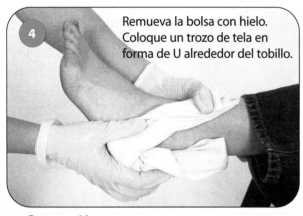

4 Remueva la bolsa con hielo. Coloque un trozo de tela en forma de U alrededor del tobillo.

4. Compresión

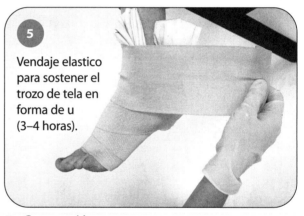

5 Vendaje elastico para sostener el trozo de tela en forma de u (3–4 horas).

5. Compresión

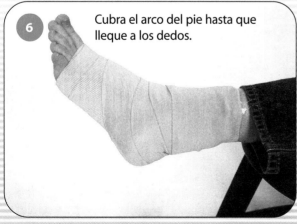

6 Cubra el arco del pie hasta que lleque a los dedos.

6. Compresión

7

Elevación
Elevar la parte lesionada es otra forma de aminorar la hinchazón y el dolor. Cuando aplique hielo o comprima, eleve la parte en cualquier manera que sea más conveniente. El objeto de esto es poner, si es posible, la parte lesionada a un nivel más alto que el del corazón.

7. Elevación

Amputaciones

Algunas lesiones pueden acabar en amputación de una parte del cuerpo (p. ej., dedo, brazo, pie o pierna) que es completamente separada del resto del cuerpo. La mayoría de las partes amputadas pueden ser quirúrgicamente reconectadas. ▼Figuras 4a, b, c

Qué hacer

1. Controle la hemorragia.
2. Trate por choque.
3. Recupere la parte amputada, no la limpie. Envuélvala en gasa seca o paño limpio. Colóquela en recipiente impermeable (p. ej., bolsa de plástico). Manténgala fresca, no la cubra con hielo.
4. Busque cuidado médico inmediatamente.

Ataque cardiaco

En un ataque cardiaco, el tejido muscular del corazón muere porque su flujo sanguíneo ha sido severamente reducido o detenido.

Qué comprobar

* Presión, amplitud, estrechez o dolor en el centro del pecho que dure más de unos minutos
* Dolor extendiéndose a los hombros, el cuello o los brazos
* Malestar en el pecho con mareo, desvanecimiento, sudor, náusea, o falta de respiración

Los ataques cardiacos son difíciles de determinar porque sus síntomas pueden ser confundidos con otras condiciones generales, tal como indigestión. Las víctimas pueden negar que están teniendo uno.

Qué hacer

1. Llame al 9-1-1.
2. Siga VRC y trate de acuerdo.
3. Ayude a la víctima a ponerse en posición cómoda
4. Pregunte si toma medicinas para el dolor del pecho (nitroglicerina); si es así, ayúdela a tomarla.

Ataque cerebral

Un ataque cerebral es el resultado de que un vaso sanguíneo en el cerebro esté bloqueado o se rompa, de forma que esa parte del cerebro no recibe el flujo de sangre que necesita.

Qué buscar

* Debilidad, adormecimiento o parálisis de la cara y de brazo o pierna en un lado del cuerpo
* Visión borrosa o disminuida, especialmente en un ojo
* Problemas hablando o entendiendo
* Mareo o pérdida de equilibrio
* Repentino, severo e inexplicable dolor de cabeza
* Caída repentina o pérdida de equilibrio
* Pérdida de control del intestino y la vejiga
* Tamaño desigual de las pupilas

Qué hacer

1. Compruebe VRC y trate de acuerdo.
2. Llame al SME.
3. Si la víctima está consciente, colóquela en posición medio sentada.

   Si la víctima está inconsciente, coloque en posición de recuperación.

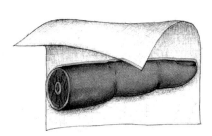

Figura 4a Envuelva la parte en gasa esterilizada seca.

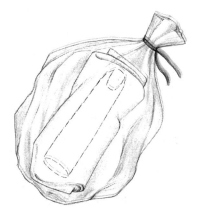

Figura 4b Colóquela en bolsa de plástico u otro tipo de recipiente impermeable.

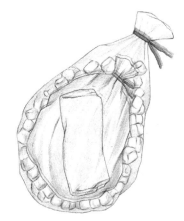

Figura 4c Colóquela encima de hielo, no la cubra.

EMERGENCIAS DIABÉTICAS

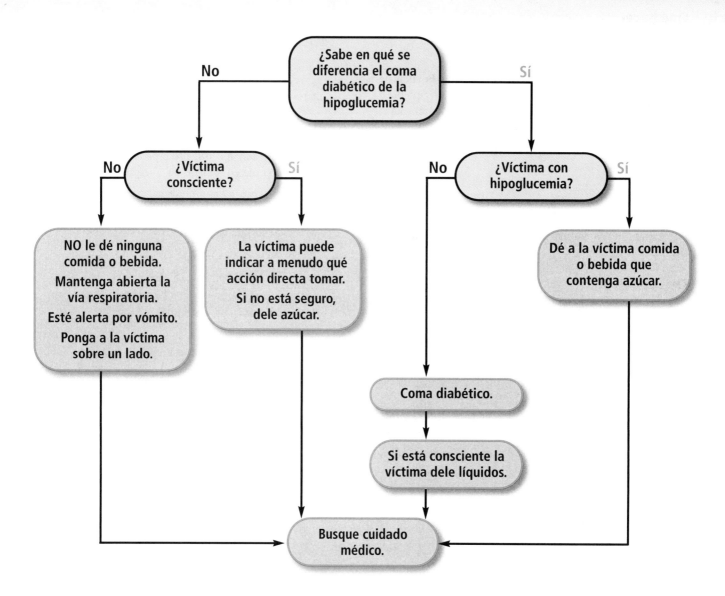

Problemas respiratorios

Los problemas respiratorios pueden ocurrir por una variedad de razones, entre las que se incluyen condiciones crónicas, como asma, o agudas, como inhalaciones tóxicas, o ataque cardiaco.

Asma

Asma es una enfermedad respiratoria con repetidos ataques de escasez de respiración, a menudo con jadeo y tos. Entre ataques la persona no tiene dificultad en respirar.

Qué comprobar

El asma varía de una persona a otra con síntomas de ligeros a severos y pone en peligro la vida.

- Tos
- Jadeo, ruido sibilante al respirar
- Color azulado de la piel
- Inhabilidad para hablar en frases completas sin detenerse a respirar
- Respiración rápida
- La víctima sentada derecha intentando respirar

Qué hacer

1. Coloque a la víctima sentada derecha, inclinada ligeramente hacia
2. Chequee VRC.
3. Ayude a la víctima a tomar su medicina para asma.
4. Si la víctima no responde bien a medicina inhalada o está teniendo un ataque grave, busque cuidado médico.

Desmayos

Desmayarse es una repentina pérdida de conocimiento causada por carencia de oxígeno al cerebro.

Qué comprobar

- Mareo
- Debilidad
- Ver manchas
- Visión borrosa
- Náusea
- Piel pálida
- Sudor

Qué hacer

Si a punto de desmayo:

1. Coloque a la víctima sobre la espalda y levántele las piernas de 20 a 30 centímetros.

Si se ha desmayado:

1. Chequee VRC.
2. Póngala en posición de recuperación si está inconsciente y respira.
3. Busque cuidado médico si la víctima no recupera consciencia.

Ataques

Los ataques resultan de un disturbio de la actividad eléctrica del cerebro que se resuelven en movimientos musculares involuntarios. Ataques pueden ser causados por epilepsia, lesión en la cabeza, tumor cerebral, ataque, insolación, envenenamiento (incluyendo por alcohol o drogas), emergencias diabéticas o fiebre alta.

Qué comprobar

- Llanto o grito repentino
- Pérdida súbita de consciencia
- Rigidez muscular seguida de movimientos convulsivos con arqueo de la espalda
- Espuma en la boca
- Chirrido de dientes
- Azulamiento de la cara y los labios
- Ojos vueltos hacia arriba
- Pérdida de control de la vejiga y los intestinos

Qué hacer

1. Proteja a la víctima contra lesión.
2. Afloje ropas ajustadas.
3. Colóquela de lado.
4. Llame al SME si algo de esto es aplicable:
   - la víctima no es epiléptica
   - el ataque >5 minutos
   - no tiene etiqueta de alerta médico
   - se recobra despacio
   - víctima embarazada
   - lesión

Emergencias diabéticas

La diabetes ocurre cuando el cuerpo falla en producir insulina suficiente, la cual ayuda a convertir los carbohidratos en energía para las células corporales. Como resultado de esto, las células carecen de energía y el azúcar se acumula en la sangre.

Los diabéticos toman medicinas por la boca o inyección y controlan cuidadosamente lo que comen (fuente de energía) y el nivel de actividad (uso de energía).

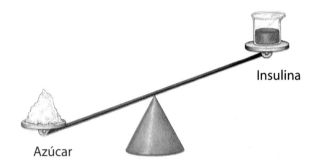

Figura 5a Insuficiente insulina es la causa de coma diabético.

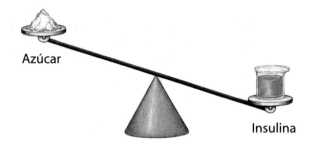

Figura 5b Exceso de insulina es la causa de choque insulínico.

Hay dos tipos de emergencias diabéticas. Una reacción de insulina ocurre cuando hay mucha insulina y poco azúcar en la sangre. Un coma diabético ocurre cuando hay muy poca insulina en la sangre y demasiado azúcar en ésta. (▲Figuras 5a, b)

Bajo azúcar sanguíneo (Reacción de insulina o choque)

Qué buscar

- Comiezo súbito
- Tambaleo, mala coordinación
- Cólera, de mal genio
- Color pálido
- Confundido, desorientado
- Hambre súbita
- Sudor excesivo
- Temblores
- Insensibilidad subsiguiente

Qué hacer

Use la "Regla de los 15" si se sabe que la víctima es diabética, muestra algo de mental alteración y está suficientemente despierta para ingerir.

1. Dele 15 gramos de azúcar (dos cucharitas colmadas o dos terrones, o media lata de soda regular, o dos o tres tabletas de glucosa, o un tubo de gelatina con glucosa).
2. Espere 15 minutos.
3. Si no mejora, dele 15 gramos más de azúcar.
4. Si no mejora, busque cuidado médico.

Alto nivel de azúcar (coma diabético)

Qué comprobar

- Ataque gradual
- Somnolencia
- Sed extremada
- Urinación muy frecuente
- Piel sofocada
- Vómito
- Respiración con olor frutal
- Respiración pesada
- Posible inconsciencia

Qué hacer

1. Dele líquidos.
2. Busque cuidado médico.
3. Si está inseguro de si la víctima está en coma diabético o en reacción insulínica, dele azúcar usando la "Regla de los 15".

Veneno ingerido

Un veneno es cualquier sustancia con una acción química que puede hacer daño al cuerpo.

Qué comprobar

- Dolor y contracciones abdominales
- Náusea o vómito
- Diarrea
- Quemaduras, olor o manchas en la boca y alrededor de ésta
- Somnolencia o inconsciencia
- Recipiente de veneno cerca

Qué hacer—Vea Guía de acción de veneno ingerido.

Llame al centro de control de venenos, (800) 222-1222.

Emergencias por alcohol y otras drogas

Intoxicación por alcohol

Qué comprobar

- Olor de alcohol
- Andar inestable, tambaleante
- Habla confusa e incapacidad de mantener una conversación
- Náusea y vómito
- Cara sofocada

Qué hacer

1. Chequee VRC y trate de acuerdo.
2. Compruebe si hay lesiones.
3. Mantenga a la víctima en posición de recuperación.
4. Llame a un centro de veneno por consejo.

Drogas

Mal uso o abuso de drogas puede conducir a una sobredosis que llevará a tener que requerir cuidado médico.

Qué comprobar

Las drogas son clasificadas de acuerdo con sus efectos en quien las usa.

- **Estimulantes** excitan el sistema nervioso central. Ejemplos: anfetaminas y cocaína
- Depresivas depresionan el sistema nervioso central. Ejemplos: alcohol, barbituratos, tranquilizantes, marijuana y narcóticos.
- **Alucinógenas** alteran los sentidos (p. ej., la visión). Ejemplos: LSD, mezcalina, peyote y PCP (polvo de ángel). La marijuana también tiene ciertas posibilidades alucinatorias.
- **Volátiles** Productos químicos que se inhalan y pueden dañar seriamente muchos órganos corporales (p. ej., disolventes de pintura, pegamentos, pintura pulverizada.)

Qué hacer

1. Compruebe VRC y trate de acuerdo.
2. Llame al centro de venenos por ayuda.
3. Busque lesiones.
4. Coloque en posición de recuperación.
5. Busque cuidado médico.

NO trate de manejar solo a una persona violenta; encuentre sitio seguro y llame a la policía.

Venenos inhalados

Un envenenamiento por inhalación es cuando una sustancia tóxica es respirada y entra en los pulmones. Algunas sustancias como el monóxido de carbono (CO) son muy venenosos pero no irritantes. El CO es un gas sin olor, color ni sabor. Otros gases, tales como el cloro y el amoniaco son irritantes y causarán tos y malestar respiratorio.

Qué comprobar

- Tos
- Respiración difícil: ruidosa, promedio anormal, dolor
- Ronquera
- Dolor de pecho
- Mareo y visión disminuida
- Dolor de cabeza
- Confusión
- Náusea y vómito
- Si CO, la víctima puede tener síntomas como de gripe.

Qué hacer

1. Si el área es segura, mueva a la víctima al aire fresco inmediatamente. Vea "Incidentes con materiales peligrosos" y "Espacios cerrados."
2. Compruebe VRC y trate de acuerdo.
3. Llame al SME.
4. Las víctimas necesitan oxígeno tan pronto como sea posible.

Incidentes con materiales peligrosos

En colisiones en carreteras y vías férreas, así como en lugares de trabajo, puede haber productos químicos peligrosos. Este peligro puede ser identificado por: líquidos y sólidos derramados, olores fuertes o no usuales o nubes de vapor y signos en vehículos, sitios y recipientes (p. ej., "explosivos", "inflamable" o "corrosivo").

Aléjese del lugar y póngase contra el viento. Usted puede tener que evacuar personas del área. Solamente personas entrenadas especialmente y equipadas apropiadamente pueden permanecer en ese sitio. Cualquiera que entre en un área cerrada llena de amoníaco o cloro debe vestir un traje encapsulado con su propio aparato respiratorio.

VENENO INGERIDO

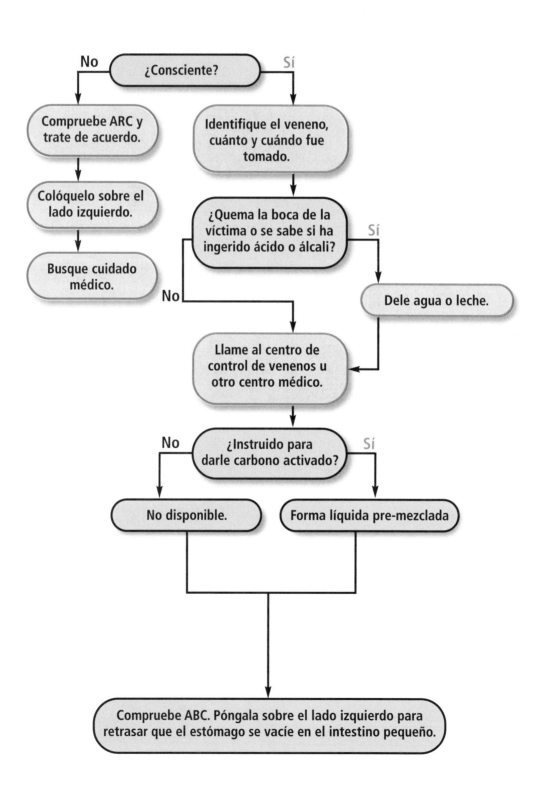

¿Consciente?

No → Compruebe ARC y trate de acuerdo. → Colóquelo sobre el lado izquierdo. → Busque cuidado médico.

Sí → Identifique el veneno, cuánto y cuándo fue tomado. → ¿Quema la boca de la víctima o se sabe si ha ingerido ácido o álcali?

Sí → Dele agua o leche.

No → Llame al centro de control de venenos u otro centro médico.

¿Instruido para darle carbono activado?

No → No disponible.

Sí → Forma líquida pre-mezclada

Compruebe ABC. Póngala sobre el lado izquierdo para retrasar que el estómago se vacíe en el intestino pequeño.

Datos sobre seguridad de materiales (DSM)

Por cada producto químico peligroso en el lugar de trabajo, toda empresa es requerida por ley de mantener una copia de DSM. Una lista de DSM enumera los ingredientes peligrosos de un producto, sus características físicas y químicas (p.ej., inflamabilidad), sus efectos en la salud humana, los productos químicos con los cuales pueden reaccionar contrariamente, precauciones para su manejo, medidas que pueden ser tomadas para controlar exposición a ellos y métodos para contener un derramamiento.

Veneno: Contacto con la piel

Venenos: Hiedra, roble y zumaque

Alrededor del 50% de las personas expuestas a esas plantas tienen sarpullido pocas horas o días después del contacto con ellas. Todas las partes de la planta: hojas, tallos, raíces, flores y bayas contienen urushiol, irritante aceitoso que causa la reacción.

Qué buscar

- Suave: picor
- Moderado: picor e hinchazón
- Grave: picor, enrojecimiento, hinchazón y ampollas

Qué hacer—Vea Guía de acción para venenos de hiedra, roble y zumaque.

Insecticidas y productos químicos

Qué comprobar

- Enrojecimiento
- Ampollas
- Hinchazón
- Quemaduras
- Picor

Qué hacer

1. Moje enseguida con gran cantidad de agua durante 20 minutos
2. Mientras moja, remueva la ropa y las joyas que estuvieron en contacto con el veneno.
3. Lave el área con agua y jabón.
4. Vea DSM para consejo específico sobre el producto.
5. Busque cuidado médico.

Mordeduras de animales y humanas

Las mordeduras de animales y humanos que rompen la piel pueden causar infecciones muy serias. Las mordeduras de animales salvajes (p. ej., murciélagos, zorros, mofetas y mapaches) pueden llevar el virus de rabia, que causa la muerte sin cuidado médico. Las mordeduras humanas llevan bacteria que pueden conducir a tétano.

Qué hacer—Vea la Guía de acción para mordeduras de animales.

Emergencia durante el embarazo

Las mujeres embarazadas deben comunicar inmediatamente a sus médicos cualquiera de las señales que figuran en la lista siguiente:

Qué buscar	Qué hacer
- Hemorragia vaginal - Calambres (contracciones) en el bajo vientre - Hinchazón de la cara o las manos - Dolor de cabeza severo y continuo - Mareo o desvanecimiento - Visión borrosa o ver manchas - Vómito incontrolable	**Para hemorragia vaginal o dolor de vientre:** 1. Mantenga a la mujer abrigada y en su lado izquierdo. 2. Haga que la embarazada u otra mujer coloque un paño sanitario o una almohadilla esterilizada o limpia sobre la abertura de la vagina. 3. Haga que la embarazada u otra mujer reemplace pero guarde todo paño mojado de sangre y todos los tejidos que hayan pasado. Envíe todo esto con la víctima a cuidado médico para ser examinados por un médico. 4. Arregle el transporte inmediato a un centro médico. **Para lesiones en el bajo abdomen:** 1. Mantenga a la mujer sosegada, abrigada y sobre su lado izquierdo. 2. Compruebe VRC. 3. Arregle el transporte inmediato a un centro médico.

VENENOS DE HIEDRA, ROBLE Y ZUMAQUE

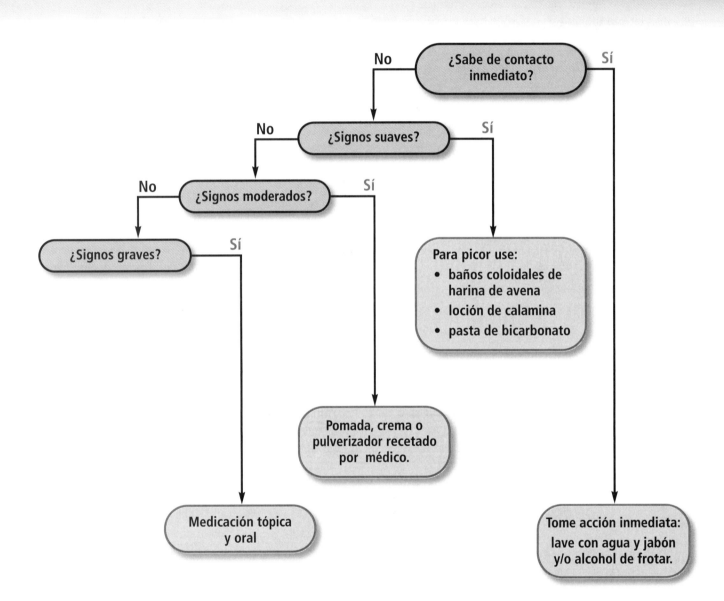

No → **¿Sabe de contacto inmediato?** → Sí

No → **¿Signos suaves?** → Sí

No → **¿Signos moderados?** → Sí

¿Signos graves? → Sí

Para picor use:
- baños coloidales de harina de avena
- loción de calamina
- pasta de bicarbonato

Pomada, crema o pulverizador recetado por médico.

Medicación tópica y oral

Tome acción inmediata: lave con agua y jabón y/o alcohol de frotar.

MORDEDURAS DE ANIMALES

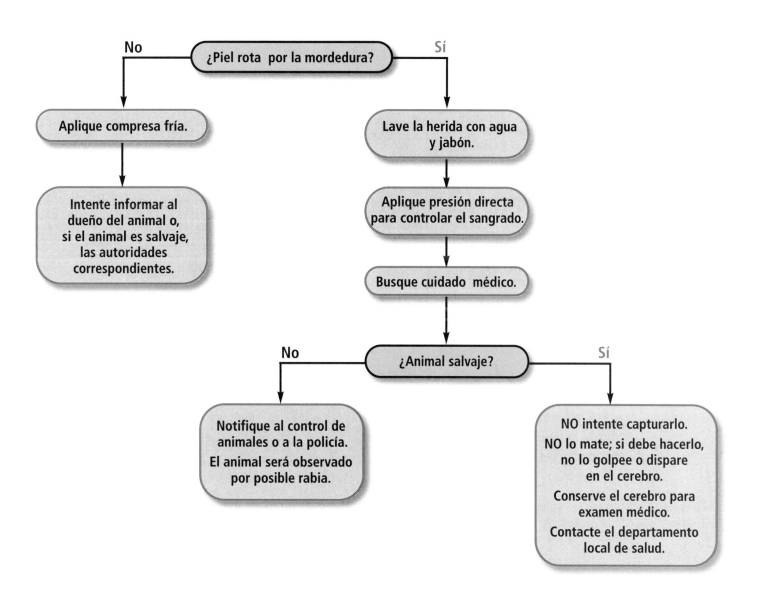

No ← **¿Piel rota por la mordedura?** → **Sí**

Aplique compresa fría.

Intente informar al dueño del animal o, si el animal es salvaje, las autoridades correspondientes.

Lave la herida con agua y jabón.

Aplique presión directa para controlar el sangrado.

Busque cuidado médico.

No ← **¿Animal salvaje?** → **Sí**

Notifique al control de animales o a la policía.

El animal será observado por posible rabia.

NO intente capturarlo.

NO lo mate; si debe hacerlo, no lo golpee o dispare en el cerebro.

Conserve el cerebro para examen médico.

Contacte el departamento local de salud.

PUNZADURAS DE SERPIENTE

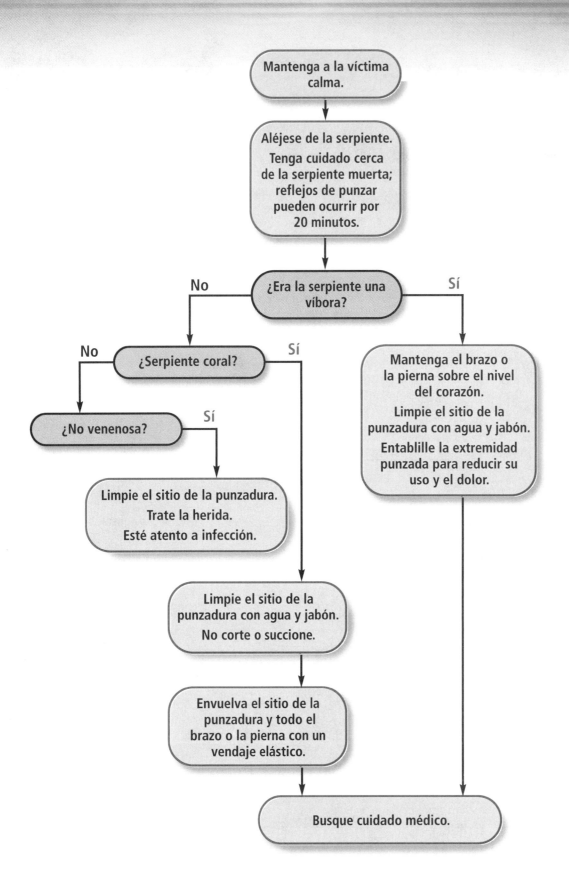

Mantenga a la víctima calma.

Aléjese de la serpiente.
Tenga cuidado cerca de la serpiente muerta; reflejos de punzar pueden ocurrir por 20 minutos.

¿Era la serpiente una víbora?

No — Sí

¿Serpiente coral?

No — Sí

¿No venenosa? — Sí

Limpie el sitio de la punzadura.
Trate la herida.
Esté atento a infección.

Mantenga el brazo o la pierna sobre el nivel del corazón.
Limpie el sitio de la punzadura con agua y jabón.
Entablille la extremidad punzada para reducir su uso y el dolor.

Limpie el sitio de la punzadura con agua y jabón.
No corte o succione.

Envuelva el sitio de la punzadura y todo el brazo o la pierna con un vendaje elástico.

Busque cuidado médico.

Punzaduras de serpientes y reptiles
Víboras

- Crótalo o serpiente de cascabel (cuenta con la mayoría de punzaduras y muertes)
- "Copperhead"
- Mocasín de agua o mocasín

Qué buscar

- Dolor picante agudo en el sitio de la punzadura
- Dos pequeñas punciones (algunas sólo tienen una)
- Hinchazón dentro de 5 minutos; puede afectar a toda la extremidad
- Decoloración y ampollas con sangre en 6 ó 10 horas
- En casos graves, náusea, vómito, sudor y debilidad

Serpiente coral

La coral es la serpiente más venenosa de América, pero raramente muerde a seres humanos. Al contrario de las víboras, la coral tiene colmillos cortos y *mastica* su veneno. Pueden pasar varias horas ante de que empiecen los temblores, somnolencia, habla confusa, dificultad de ingestión y respiración.

Serpientes no venenosas
Qué buscar

- Deja marcas de dientes en forma de herradura en la piel
- Puede haber alguna hinchazón y sensibilidad

Qué hacer—Vea Guía de acción para punzaduras de serpiente.

Picaduras de insectos
Insectos que pican

- Abeja
- Abejorro
- Avispón
- Avispa
- Avispa con pintas amarillas
- Hormigas

Qué buscar

- Reacciones comunes: dolor instantáneo, enrojecimiento, picor
- Reacciones preocupantes: Urticaria, boca/lengua hinchadas, cosquilleo en la garganta, jadeo
- Reacciones que peligran la vida: color de la piel azulado o gris, ataques, inconsciencia, imposibilidad de respirar debido a hinchazón (causa muerte)

Qué hacer—Vea Guía de acción para picaduras de insectos.

Picaduras de arañas y de escorpión
Picadura de viuda negra

Sólo las arañas viuda negra pican. Estas tienen el abdomen brillante con una mancha roja o negra (a menudo en forma de reloj de arena) o manchas negras o tiras.

Qué buscar

- Puede sentir como un alfilerazo agudo, desarrollando un dolor entumecimiento
- Dos pequeñas marcas de colmillo pueden verse como pequeñísimos puntos rojos
- Rigidez y calambres musculares, que afectan principalmente al abdomen cuando mordido en la parte inferior del cuerpo y en la espalda y el pecho cuando en la parte superior
- Dolor de cabeza, escalofríos, fiebre, sudor copioso, náusea y vómito

Picaduras de la reclusa marrón (o violín) y de la agresiva araña casera
Qué buscar

- De suave a severo dolor de 2 a 8 horas después
- Más tarde, desarrollo de ampolla que se vuelve roja y revienta. Esta tiene apariencia de diana
- Náusea, vómito, dolor de cabeza y fiebre

Picadura de tarántula

La tarántula pica solamente cuando es enérgicamente provocada o manejada con rudeza. Puede arrojar sus pelos sobre la piel de una persona.

Qué buscar

- El dolor, pulsante, va de suave a severo y dura hasta una hora.

Picaduras de escorpión
Qué busca

- Dolor ardiente.
- Después, adormecimiento u hormigueo.

Qué hacer

Para todas las y picaduras de araña y de escorpión

1. Limpie el área frotando con alcohol o agua y jabón.
2. Aplique compresa de hielo.
3. Busque cuidado médico.

PICADURAS DE INSECTOS

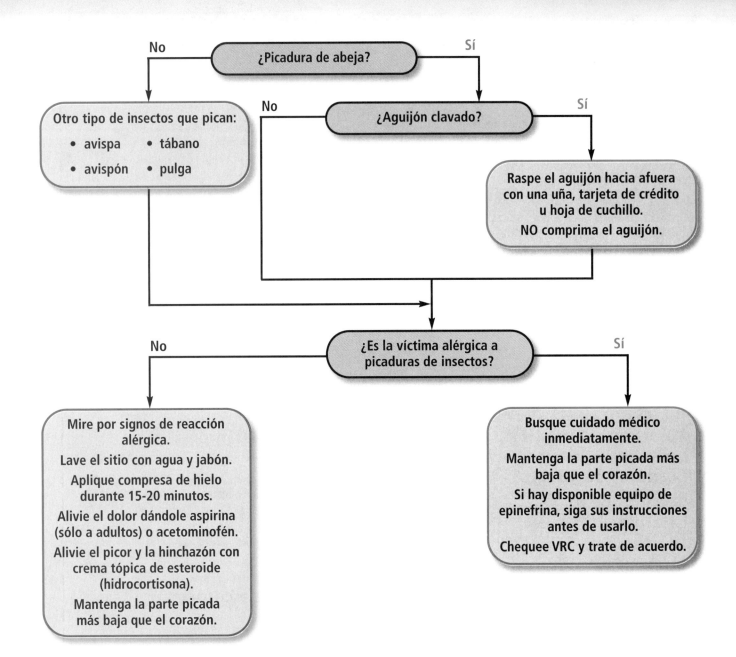

No ← **¿Picadura de abeja?** → Sí

Otro tipo de insectos que pican:
- avispa
- tábano
- avispón
- pulga

No ← **¿Aguijón clavado?** → Sí

Raspe el aguijón hacia afuera con una uña, tarjeta de crédito u hoja de cuchillo.

NO comprima el aguijón.

No ← **¿Es la víctima alérgica a picaduras de insectos?** → Sí

Mire por signos de reacción alérgica.

Lave el sitio con agua y jabón.

Aplique compresa de hielo durante 15-20 minutos.

Alivie el dolor dándole aspirina (sólo a adultos) o acetominofén.

Alivie el picor y la hinchazón con crema tópica de esteroide (hidrocortisona).

Mantenga la parte picada más baja que el corazón.

Busque cuidado médico inmediatamente.

Mantenga la parte picada más baja que el corazón.

Si hay disponible equipo de epinefrina, siga sus instrucciones antes de usarlo.

Chequee VRC y trate de acuerdo.

Garrapatas

La mayoría de las garrapatas son inofensivas, pero pueden transmitir enfermedades. Si una garrapata tiene una enfermedad, cuanto más tiempo esté empotrada, más posibilidades hay de que ésta sea transmitida.

Qué comprobar

- Inicialmente no hay dolor y puede no ser notado en varios días
- Las picaduras varían de un pequeño chichón a extensa hinchazón y úlcera
- Puede causar fiebre, escalofríos, sarpullido

Qué hacer

1. Pinzas o instrumentos especializados para quitar garrapatas son normalmente efectivos.
2. Cuidado posterior:
   a. Limpie el sitio con agua y jabón.
   b. Aplique alcohol de frotar.
   c. Aplique compresa de hielo.
   d. Para el picor, aplique loción de calamina.

Emergencias relacionadas con el frío
Hipotermia

La hipotermia ocurre cuando la temperatura del cuerpo baja a menos de 35°C (95°F). La hipotermia no requiere temperaturas exteriores bajo cero; si es, grave puede matar.

Hipotermia leve
Qué buscar

- Escalofríos incontrolables
- Gruñidos, hablar entre dientes, torpeza, traspiés
- Abdomen fresco al tacto

Hipotermia grave
Qué buscar

- Músculos rígidos y duros
- No temblor
- Piel fría como hielo y azulada
- Estado mental alterado
- Pulso y respiración lentos
- Apariencia de muerte

Qué hacer—Vea la Guía de acción para hipotermia.

Congelación

La congelación ocurre cuando los tejidos se congelan y requiere temperaturas exteriores bajo el punto de congelación (0°C ó 32°F). Afecta especialmente a pies y manos, orejas y nariz.

Congelación superficial
Qué comprobar

- Piel blanca, cerosa o amarillo-agrisada
- Entumecimiento frío en la parte afectada
- Sensación de hormigueo, de picadura o dolor
- Superficie de la piel rígida y crujiente y tejido suave y subyacente cuando ligeramente presionada

Congelación profunda
Qué comprobar

- Las partes afectadas se sienten frías, duras, sólidas y no pueden ser presionadas; parecen como de madera o carne congeladas.
- La parte afectada está pálida y la piel puede aparecer cerosa.
- Una dolorosa parte fría puede repentinamente dejar de doler.
- Después de abrigada, pueden aparecer ampollas.

Qué hacer—Vea Guía de acción para congelación.

Emergencias relacionadas con calor
Insolación
Qué buscar

- Piel extremadamente caliente; normalmente seca, pero puede estar mojada
- Estado mental alterado que puede ir de confusión leve, agitación y desorientación a insensibilidad

Agotamiento por calor
Qué buscar

- Sudor
- Sed
- Fatiga
- Síntomas como de gripe: dolor de cabeza, náusea
- Respiración corta
- Pulso rápido

El agotamiento por calor se diferencia de la insolación en que:

- El estado mental no es alterado
- La piel no está caliente, sino pegajosa

HIPOTERMIA

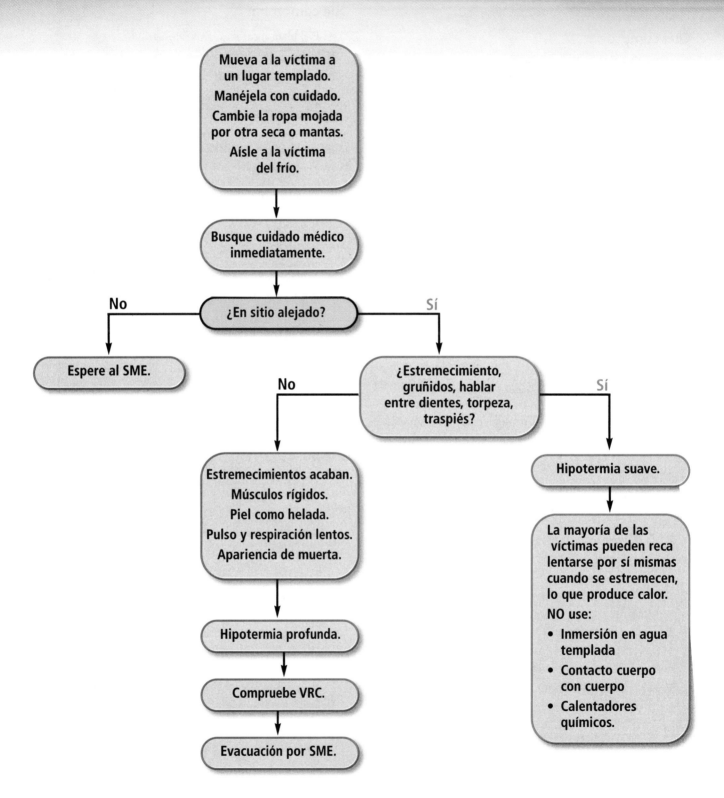

Mueva a la víctima a un lugar templado.
Manéjela con cuidado.
Cambie la ropa mojada por otra seca o mantas.
Aísle a la víctima del frío.

Busque cuidado médico inmediatamente.

¿En sitio alejado?

No

Espere al SME.

Sí

¿Estremecimiento, gruñidos, hablar entre dientes, torpeza, traspiés?

No

Estremecimientos acaban.
Músculos rígidos.
Piel como helada.
Pulso y respiración lentos.
Apariencia de muerta.

Hipotermia profunda.

Compruebe VRC.

Evacuación por SME.

Sí

Hipotermia suave.

La mayoría de las víctimas pueden reca lentarse por sí mismas cuando se estremecen, lo que produce calor.
NO use:
- Inmersión en agua templada
- Contacto cuerpo con cuerpo
- Calentadores químicos.

CONGELACIÓN

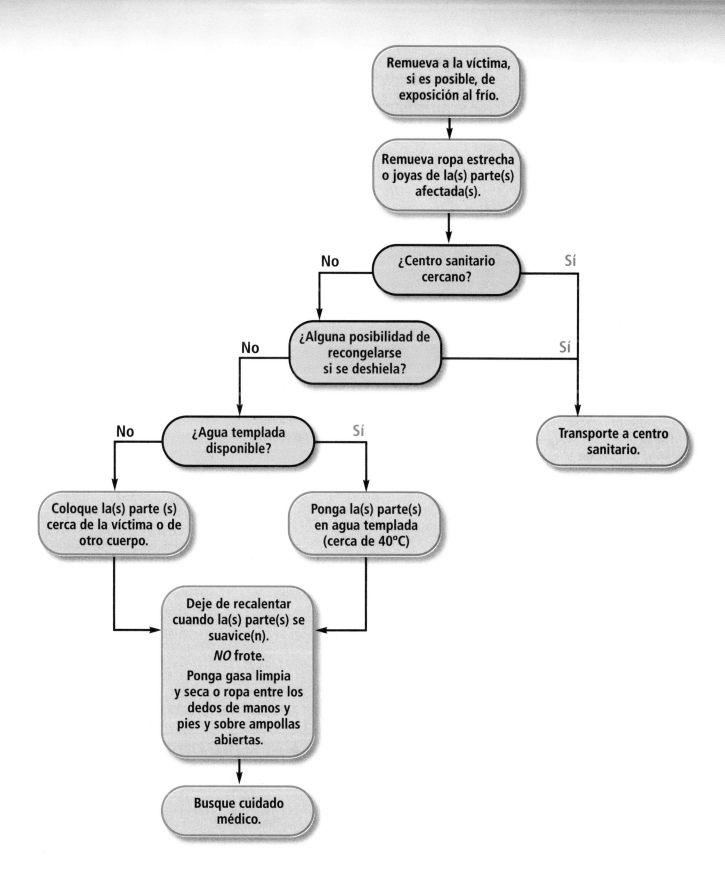

Remueva a la víctima, si es posible, de exposición al frío.

↓

Remueva ropa estrecha o joyas de la(s) parte(s) afectada(s).

↓

¿Centro sanitario cercano?

No →   Sí →

No: ¿Alguna posibilidad de recongelarse si se deshiela?

Sí: Transporte a centro sanitario.

No: ¿Agua templada disponible?

No: Coloque la(s) parte (s) cerca de la víctima o de otro cuerpo.

Sí: Ponga la(s) parte(s) en agua templada (cerca de 40°C)

Deje de recalentar cuando la(s) parte(s) se suavice(n).
NO frote.
Ponga gasa limpia y seca o ropa entre los dedos de manos y pies y sobre ampollas abiertas.

↓

Busque cuidado médico.

EMERGENCIAS RELACIONADAS CON CALOR

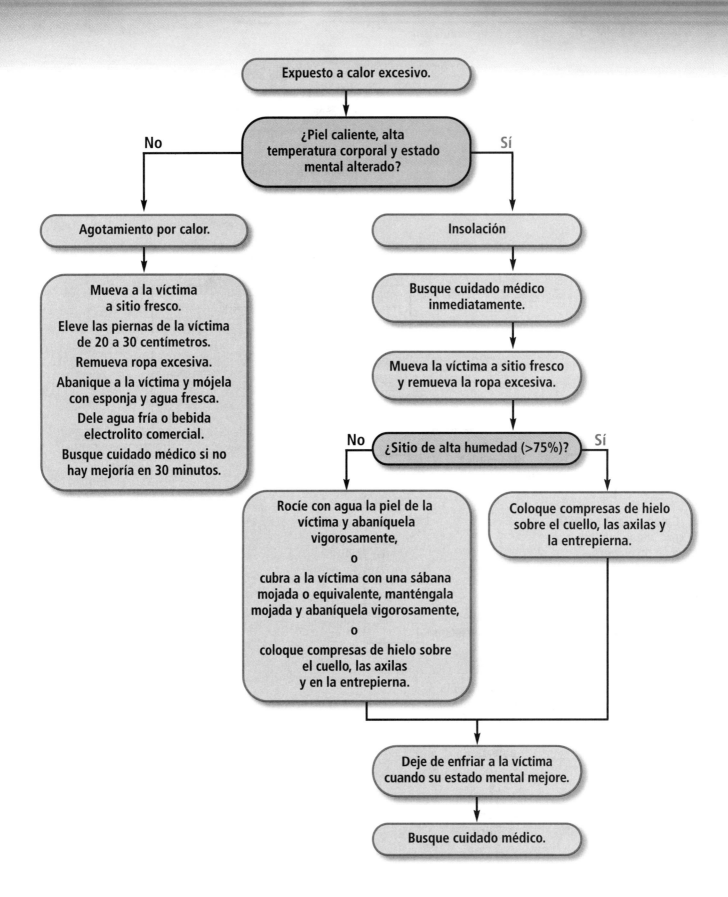

Expuesto a calor excesivo.

¿Piel caliente, alta temperatura corporal y estado mental alterado?

No → **Agotamiento por calor.**

Sí → **Insolación**

Agotamiento por calor.

Mueva a la víctima a sitio fresco.

Eleve las piernas de la víctima de 20 a 30 centímetros.

Remueva ropa excesiva.

Abanique a la víctima y mójela con esponja y agua fresca.

Dele agua fría o bebida electrolito comercial.

Busque cuidado médico si no hay mejoría en 30 minutos.

Insolación

Busque cuidado médico inmediatamente.

Mueva la víctima a sitio fresco y remueva la ropa excesiva.

¿Sitio de alta humedad (>75%)?

No → **Rocíe con agua la piel de la víctima y abaníquela vigorosamente,**

o

cubra a la víctima con una sábana mojada o equivalente, manténgala mojada y abaníquela vigorosamente,

o

coloque compresas de hielo sobre el cuello, las axilas y en la entrepierna.

Sí → **Coloque compresas de hielo sobre el cuello, las axilas y la entrepierna.**

Deje de enfriar a la víctima cuando su estado mental mejore.

Busque cuidado médico.

Calambres por calor

Qué comprobar

- Los calambres musculares dolorosos ocurren súbitamente.
- Los calambres afectan a los músculos abdominales o a los de las pantorrillas.
- Los calambres ocurren durante y después de actividades físicas.

Qué hacer

Alivio puede tardar varias horas.

1. Mueva a la víctima a un sitio fresco para que descanse.
2. Dé de beber a la víctima agua ligeramente salada (disuelva 1/4 cucharilla de sal en 1 litro de agua) o una bebida comercial para deportistas. No le dé tabletas de sal.
3. Extiende el músculo acalambrado de la pantorrilla.

Espacios cerrados

Los espacios cerrados (o confinados) son estructuras designadas para mantener algo fuera o dentro de ellas. Espacios cerrados subterráneos son: bocas de acceso, sótanos y tanques de almacenaje, viejas minas, cisternas y pozos. Espacios cerrados al nivel del suelo son: tanques industriales y silos de almacenaje en granjas. Espacios cerrados sobre el nivel del suelo son: depósitos de agua elevados y tanques de almacenaje.

Los espacios cerrados presentan dos peligros mayores para los auxiliadores. El principal es respiratorio: puede no haber oxígeno suficiente para mantener vida, o estar presente un gas venenoso. El auxiliador debe contar con protección respiratoria adecuada para evitar convertirse en víctima. Un segundo peligro es el de colapso; por tanto, sólo personal de rescate especialmente entrenado debe intentarlo en espacios cerrados.

Qué hacer

Si una persona en un espacio cerrado pide ayuda o se queda inconsciente, siga los siguientes pasos:

1. Grite por ayuda inmediata y active el SME.
2. No entre al espacio cerrado a no ser que esté propiamente entrenado, equipado con un autosuficiente suministro de aire, aparejo de seguridad y cuerda de seguridad.
3. Dé primeros auxilios, soplos de rescate y/o RCP, si necesario, una vez que la víctima haya sido removida.

Movimiento de víctimas

Una víctima no debe ser movida a menos que haya peligro inmediato. El mayor riesgo en mover a una víctima rápidamente es la posibilidad de agravar una injuria espinal.

En una emergencia, cada esfuerzo debe hacerse para tirar de la víctima en la dirección del eje largo del cuerpo.

En movimientos que no sean de emergencia, todas las partes lesionadas deben ser estabilizadas antes y durante el movimiento de la víctima.

Múltiples víctimas: ¿Quién es tratado primero?

Si hay más de una víctima, usted debe decidir quién debe ser ayudado primeramente. El sistema de prioridades es llamado *triage*.

Prioridades de cuidado

Cuidado/Prioridad	Condiciones incluidas
Cuidado inmediato/ Alta prioridad	- Dificultades en la vía respiratoria o respiración (sin respirar o respirando a un promedio menor de 9/m o mayor de 24/m) - Sangrado incontrolable o severo - Insensible o inconsciente - Grave lesión en la cabeza - Quemaduras graves - Graves problemas médicos (envenenamiento o emergencia diabética) - Pecho abierto o herida abdominal
Cuidado urgente/ Segunda prioridad	Víctimas que no figuran en la inmediata o aplazada categorías (quemaduras, fracturas graves). Cuidado y transporte pueden ser aplazados hasta una hora
Cuidado aplazado/ Baja prioridad	Lesiones menores (sangrado y fractura menores). Cuidado y transporte pueden ser aplazados hasta tres horas
Muerte/ la más baja prioridad	Víctimas que están evidentemente muertas

Observe y aprenda

Movimientos de una persona

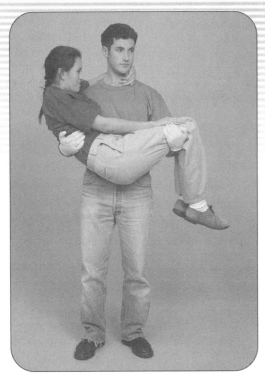

Acuñado

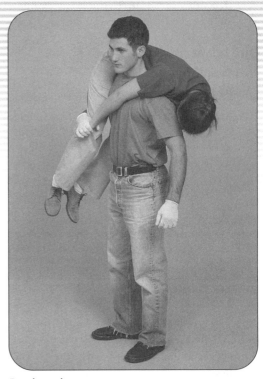

De bombero

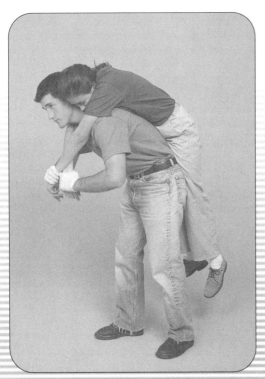

Mochila

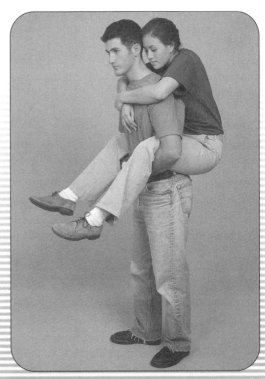

A cuestas

Observe y aprenda

Movimientos de dos personas

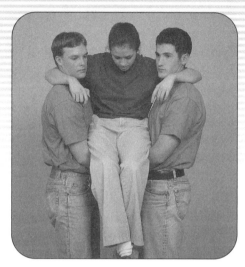

En asiento de dos manos

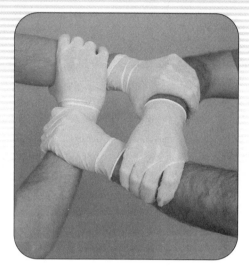

En asiento de cuatro manos

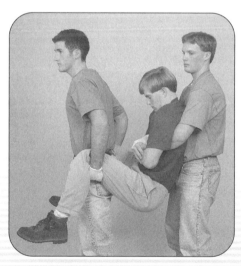

Por las extremidades

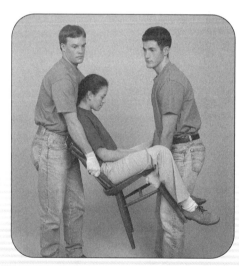

En una silla

NOTAS

NOTAS

ÍNDICE RÁPIDO DE URGENCIAS